Robert Löchelt
Boost Your Life!

Robert Löchelt

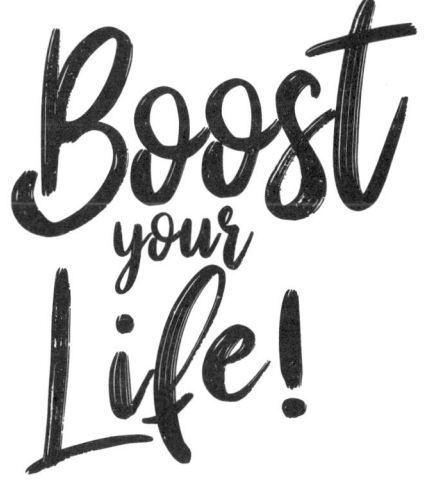

In 21 Tagen zu mehr Energie
für Körper, Geist und Seele

Mit einem Vorwort von
Jens Wolf Garling

allegria

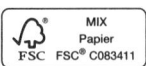

Allegria ist ein Verlag der Ullstein Buchverlage GmbH

ISBN: 978-3-7934-2418-5

© 2020 by Ullstein Buchverlage GmbH, Berlin
Lektorat: Miriam Gries
Umschlaggestaltung: Simone Mellar, zero-media.net, München
Coverfoto © Hans Scherhaufer
Fotos Innenteil:
S. 11 © Simon Schubert
S. 98, 108, 114, 131, 213 © Andreas Baum
S. 199 © Alekos Behrens
Innenillustrationen Seiten 203–207 © Frederike Weißmann
Satz: LVD GmbH, Berlin
Gesetzt aus der Minion Pro
Druck und Bindearbeiten: CPI books GmbH, Leck

Liebe Leserinnen, liebe Leser,

dieses Buch ist Werkzeug und Hilfestellung. Hier teile ich meine persönlichen Erfahrungen mit euch. Alle enthaltenen Übungen habe ich jahrelang praktiziert. Es liegt in der Verantwortung eines jeden von euch, sie für das eigene Leben anzuwenden. Meine Vorschläge sind nach bestem Wissen und Gewissen verfasst, sollen aber nie den Rat eines Arztes oder eines Therapeuten ersetzen.

Inhaltsverzeichnis

Vorwort

Robert und ich sind uns das erste Mal begegnet, als er zu Gast in meiner Sendung »Leichter Leben« bei AstroTV war. Eine beeindruckende und nachhaltige Begegnung, die uns zu Freunden machte.

Damals wie heute ist es kaum vorstellbar, wenn man Robert sieht und vor allem seine energetische Ausstrahlung erlebt, dass dieser vor Kraft strotzende Mann bereits kurz vorm Ende seines jungen Lebens stand, genauer gesagt »saß«, und zwar im Rollstuhl.

Was führt dazu, dass ein Mensch, der von Ärzten aufgegeben wurde, austherapiert schien, dessen Leben von unzähligen Unfällen, Krankheiten und Nahtoderfahrungen geprägt wurde, die enorme Kraft und den unbändigen Willen aufbringt, leben zu wollen? Warum blieb Robert nicht einfach im Rollstuhl sitzen, im Krankenbett liegen, einfach auf das Ende wartend, auf das Ende aller Schmerzen, allen Leidens? Warum kämpft da jemand gegen das doch schon vorprogrammierte Schicksal an? Woher hat Robert diese Kraft genommen, wie genau diesen Willen erzeugt, diesen Glauben an sich selbst und ans Leben an sich, an ein besseres Leben, ein Leben ohne Schmerzen, ein bewegendes Leben, ein kraftvolles, ein selbstbestimmtes Leben?

In diesem Buch beschreibt er seinen Weg. Einen Weg, der inspiriert. Einen Weg, der berührt und uns mitfühlen lässt. Einen Weg, der in jeder und jedem von uns eigene Themen anspricht und bewegt.

Robert gibt Antworten, zeigt Lösungen auf, gibt Werkzeuge an die Hand, die uns auf unseren Weg führen können, wenn wir uns darauf einlassen. Einlassen auf die Möglichkeit, ein gesundes, energiegeladenes, glückliches und vor allem selbstbestimmtes Leben zu führen.

Was und wie viel sind Sie, liebe Leserin, lieber Leser, bereit zu investieren, in sich zu investieren? Wie viel Zeit? Wie viel Bereitschaft, alte Verhaltensweisen und Gewohnheiten aufzugeben? Wie viel Mut bringen Sie auf, altbekanntes Terrain zu verlassen und sich neuen Erfahrungen zu stellen, dem Unbekannten?

Ängste werden hochkommen. Schmerz wird bewusster werden. Widerstände werden am Weitergehen hindern wollen.

All dies sind normale Reaktionen unserer alten Programme, Strategien und Muster, die uns schon so lange begleiten und uns bisher das »Überleben« gesichert haben. Schließlich sind wir immer noch hier, atmen, halten dieses Buch in den Händen. Also haben diese Programme so gesehen alles richtig gemacht. Und deshalb quittieren diese Programme jeden Versuch, sie auszumustern und neue zu etablieren, mit den entsprechend wirkungsvollen Gegenmaßnahmen.

Wenn Sie bereit sind, auf die »Forderungen« Ihrer alten Programme einzugehen, entscheiden Sie sich fürs »Überleben«. Ist es das, was Sie wollen? Einfach nur überleben? Oder wollen Sie mehr vom Leben? Wollen Sie ein kraftvolles, glückliches, selbstbestimmtes Leben?

Da Sie sich für dieses Buch entschieden haben, darf ich davon ausgehen, dass Sie letztgenanntes Leben bevorzugen. Und genau dafür gibt Robert Ihnen das passende Programm an die Hand, die »21 Tage Energie-Challenge«.

Stellen Sie sich dieser Herausforderung. Ziehen Sie es durch. Nehmen Sie sich diese Zeit für sich. Investieren Sie in sich. Glauben Sie an sich. Immer. Zu jeder Zeit. Sie haben es verdient. Sie haben ein kraftvolles, glückliches, selbstbestimmtes Leben verdient.

Es wird angenehme Stationen auf diesem Weg geben, Punkte in diesem Programm, die umzusetzen Ihnen sehr leicht fallen wird. Und dann jene, die Ihnen mehr abverlangen. Besinnen Sie sich in diesen unbequemen Momenten auf ihr Ziel, und darauf, weshalb Sie all dies eigentlich tun. Stellen Sie sich wirklich lebhaft vor, und das mit all Ihren Sinnen, wie großartig Sie sich fühlen, wenn Sie Ihr Ziel erreicht haben. Das setzt eine unglaublich starke Energie frei. Reichlich Rückenwind fürs Weitermachen.

Niemand muss erst, wie Robert, im Rollstuhl landen. Von Krankheiten und Unfällen ausgebremst werden. Niemand muss so viel Leid erfahren, um endlich aufstehen zu wollen. Niemand muss durch tiefen Schmerz aus dem Tiefschlaf seines Überlebens geweckt werden.

Sie haben sich für dieses wundervolle Buch entschieden. An diesem Punkt in Ihrem Leben. Denn Sie wünschen sich eine Veränderung. Bewusst oder unbewusst. Jetzt. Genau jetzt. Und Robert gibt Ihnen ein beindruckendes Beispiel dafür, was alles möglich ist.

Legen Sie los. Jetzt. Genau jetzt. Sie haben es verdient.

Von Herzen alles Liebe auf Ihrem Weg,

Jens Wolf Garling

Meine Geschichte: Heilung als Weg

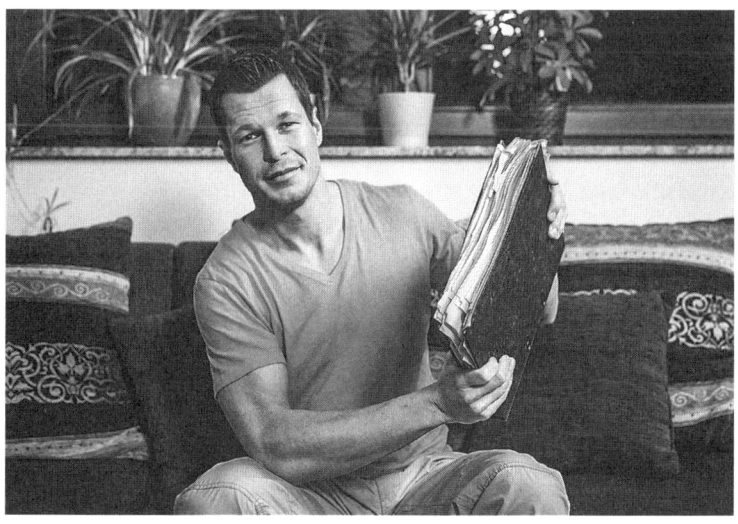

Auf diesem Foto halte ich meine Krankenakte in den Händen. Ich selbst aber wirke auf dem Foto kerngesund und stark. Mir ist dieses Bild deshalb so wichtig, weil sich in ihm ein Kreis für mich schließt. Meine Heilung als Weg. Hier siehst du mich am Ziel, und das soll dich motivieren, aus dir einen ebenso gesunden und nachhaltig gesund lebenden Menschen zu machen. Ich möchte dich motivieren und inspirieren, mehr aus deinem Leben zu machen, als du bisher für möglich gehalten hast. Wenn es mir gelungen ist, mich von dieser Krankenakte voller »unheilbar« und »chronisch« genannter Symptome zu befreien, dann wird es dir erst recht gelingen.

Meine Krankengeschichte beginnt mit meinem Start ins Leben, mit meiner Geburt. Fast bin ich dankbar, dass es so viele Komplikationen gegeben hat, denn alles Negative hat mich zu dem positiven Menschen von heute gemacht. Ich liebe meine Arbeit als Gesundheits- und Energieexperte und gelte als Wunder in Sachen Heilung.

Ich war ein ausgesprochenes Wunschkind meiner Eltern, das exakt am errechneten Geburtstermin zur Welt kam.

Bei der Schwangerschaftsberatung hatte der Arzt meiner Mutter bereits zu einem Kaiserschnitt geraten, um mich schweres, in Steißlage liegendes Kind gefahrlos zur Welt bringen zu können. Am Vormittag fuhr mein Vater meine Mutter ins Krankenhaus nach Rüdersdorf bei Berlin. Gegen 13 Uhr hatte meine Mutter ihre erste Wehe. Meine Mutter erinnerte die Anwesenden gleich an den vom Arzt empfohlenen Kaiserschnitt, um sich weitere Schmerzen zu ersparen. Eine Ärztin nahm die Untersuchung vor und entschied: »Das schaffen Sie schon. Sie haben das vor 14 Jahren ja auch geschafft.« Bei meinem älteren Bruder, ja. Doch da war die Ausgangslage im buchstäblichen Sinne eine ganz andere.

Es waren andere Zeiten damals in der DDR. Da wurde nicht viel herumdiskutiert. Heute weiß ich, dass alles aus einem bestimmten Grund geschieht, deshalb halte ich mich auch zurück mit Schuldzuweisungen, die an einem Geschehnis sowieso nichts mehr ändern. Die Milch ist vergossen. Wer ist schuld? Egal, sie muss aufgewischt werden.

Meine Mutter fasste die Entschiedenheit der Ärztin als Zuversicht auf und schöpfte daraus Hoffnung auf eine unkomplizierte Geburt. Die Wehen wurden stärker. Allmählich setzten die Presswehen ein, dann ging es richtig los. Zwei Ärzte und mehrere Krankenschwestern standen um das Bett herum. Ein Arzt prüfte meinen Herzschlag, während meine Geburt zunehmend komplizierter wurde. Es stand fest und war nicht mehr zu ändern, dass mein Hinterteil als Erstes das Licht der Welt erblicken würde. Nicht zu sehen war der Umstand, dass ich beide Arme über dem Kopf hatte und im Geburtskanal stecken bleiben würde. Nun begann der erste Stress in meinem Leben und in dem aller Beteiligten. Damit es mir nicht an

Sauerstoff mangelte, war rasches Handeln gefragt. Die Ärzte handelten allerdings etwas zu schnell, denn die Nabelschnur riss, und ich schluckte Fruchtwasser.

»Bereiten Sie sich darauf vor, dass Ihr Sohn wohl geistig behindert sein wird, da er Fruchtwasser geschluckt hat.« Mit dieser Ansage musste sich meine Mutter zunächst abfinden. – Aus heutiger Sicht kann ich euch nur sagen, dass ich im positivsten Sinne ordentlich einen an der Waffel habe. Aber im Gegensatz zu vielen anderen Menschen weiß ich wenigstens, warum.

Mit einer Geburtszange wurde ich aus meiner Mutter herausgeholt, und dabei wurden einige Nerven am Arm verletzt, was zur Folge hatte, dass mein rechter Arm komplett gelähmt war, wie auch die rechte Seite meines Zwerchfells, sodass ich nicht richtig atmen konnte.

Mittlerweile war es nach 20 Uhr, und ich wurde, so schnell es ging, in einen Inkubator verfrachtet und an Schläuche angeschlossen, um atmen zu können. Bei alldem wog ich stolze 3720 Gramm und war ganze 54 Zentimeter groß. Die Ärzte und Krankenschwestern sagten meiner Mutter, wie knapp es gewesen sei und dass ich dem Tod von der Schippe gesprungen sei. Hier muss ich wohl meine erste Nahtoderfahrung gemacht haben.

Bei allen unvorhergesehenen Zwischenfällen war das Glück auf meiner Lebensreise von Anfang an auf meiner Seite. In der Nacht nach der Geburt hatte der Chefarzt Dienst. Sollte sich mein Zustand nicht stabilisieren, sagte er, müsse ich in die besser ausgestattete Charité verlegt werden, wohin ich kurz darauf tatsächlich mit Blaulicht gebracht wurde. Für meine Eltern war das mehr als nur ein Schock. Ich werde deren Gefühl in diesem Moment mit Sicherheit erst richtig verstehen können, wenn ich selbst Kinder habe.

Ich kam am 26. 4. 1986 zur Welt, dem Tag des Reaktorunglücks in Tschernobyl, dem Tag des GAUs. Bis heute möchte ich diese Koinzidenz am Tag meiner Geburt leichter nehmen, als sie ist, und jeden Tag das Beste aus der so vergänglichen und dabei so wertvollen Lebenszeit machen. Und der dazugehörige Galgenhumor sei mir gestattet: Ich bin schon verstrahlt zur Welt gekommen.

Meine liebevollen Eltern entpuppten sich in dieser schwierigen Phase als funktionierendes Tandem: Meine Mutter pumpte Milch ab, mein Vater übernahm den täglichen Lieferdienst in die Charité. Manche würden das selbstverständlich nennen. Ich nenne es bedingungslose Liebe. Mehr kann man Eltern nicht abverlangen nach der Geburt ihres Kindes. Ich wünschte mir, ich hätte schon damals einfach nur von Herzen »Danke!« sagen können. Wahrscheinlich habe ich es auf meine Art sogar getan. Als nach einer Woche bei meiner Mutter die Milch wegblieb, wurde ich mit Ersatzmuttermilch ernährt. Heute wissen wir trotz aller nahrhaften Pulverprodukte, wie wichtig Muttermilch für den Aufbau des Körpers und unseres Immunsystems ist. Genauso wichtig ist der Körperkontakt zwischen Eltern und Kind: Meine Mutter war permanent an meinem Bettchen, versuchte, mich zu berühren und zu streicheln, was durch den Inkubator nicht einfach war. Ich wurde mit einem Schlauch durch meine Nase mit allen wichtigen Nahrungsmitteln aufgepäppelt. Bei ihren Besuchen mussten meine Eltern grüne Kittel und Hauben tragen und durften nur komplett desinfiziert an mein Bett herantreten. Wahrscheinlich war es trotzdem ein wundervoller Moment für sie.

Oft zeigt sich das Leben hart und herzlich zugleich und erinnert dabei an den giftigen Baum im Dschungel, dessen Gegengift direkt daneben wächst.

Acht Wochen nach meiner Geburt kam ich endlich nach Hause. Nach ein paar Wochen bekamen wir, was wir damals Westbesuch nannten: Der Cousin meines Vaters reiste aus Hamburg an, ein Neurochirurg. Er ließ es sich nicht nehmen und untersuchte mich kurz. Ich war knapp vier Monate alt. Mein Vater erzählte ihm, dass mein gelähmter Arm in Kürze ein künstliches Gelenk bekommen sollte, was ihn wieder beweglich machen würde.

»Bitte tut mir einen Gefallen und lasst den Arm von Robert keinesfalls operieren!«, lautete sein leidenschaftlicher Appell an meine Eltern. »Ich bin mir sicher, dass die Nerven von selbst wieder nachwachsen.«

Als ich größer war, erfuhr ich, dass meine Eltern zu dem Zeitpunkt bereits am Sinn der Operation zweifelten, da sie von einem anderen Kind mit dem gleichen Problem wussten, das nach diesem Eingriff noch größere körperliche Probleme hatte. War das Universum doch auf meiner Seite und wollte mir ein schöneres Leben bescheren als das, was sich nach den Startschwierigkeiten andeutete? War es Glück oder war es Zufall, was hier die Finger im Spiel hatte? Der Cousin meines Vaters wusste damals nicht, wie recht er haben sollte. Auch wenn erst wieder ein Umweg hin zum Erfolg notwendig war: Nach den Geburtsstrapazen herrschte in meinem Immunsystem das reinste Chaos. Gerade einmal sieben Monate alt, fing ich mir die erste schwere Grippe ein und kam wieder ins Krankenhaus. Hier gesellten sich noch eine Lungen- und eine Herzmuskelentzündung hinzu. Mein erstes Weihnachten und Silvester verbrachten meine Eltern mit mir auf der Krankenstation. Dafür wurden sie Zeugen des ersten »Wunders« ihres Wunschkindes. Weihnachten ist bekanntlich die Zeit der Wünsche und ihrer Erfüllung: Am Heiligabend hob ich meinen rechten – bis dahin noch gelähmten – Arm und kratzte mich am Kopf. Mein Bruder, mein Vater, meine Mutter saßen wie an der Krippe Jesu um mein Bett herum und fingen vor Rührung an zu weinen. Mit meinen paar Monaten Lebenserfahrung hatte ich ihnen wohl etwas schenken wollen und tat es dann ganz unbewusst. Denn für mich war es nur ein Reflex gewesen: mich am Kopf kratzen zu wollen. Nur war diesmal der Arm der richtige. Das Wunder war geschehen.

Einmal im Monat wurde ich zur Untersuchung und zur Physiotherapie in die Charité gefahren. Meine Mutter lernte Übungen, um mit mir Sport machen zu können. Das Schlimmste schien überstanden. Mit knapp einem Jahr hatten sich auch die Nerven vom Zwerchfell nachgebildet, und ich konnte endlich richtig frei atmen.

Das schöne Erfolgserlebnis wurde nur durch einen einzigen Wermutstropfen getrübt: Mein behandelnder Arzt wies meine Eltern darauf hin, dass sich bei mir etwa im Alter von sieben Jahren noch etwas herausstellen könnte. War das nun gut oder schlecht? War von Anfang an etwas in mir programmiert worden? Sollten wir nun alle auf ein mögliches Elend hinsteuern und alles Schöne am Wegesrand ignorieren?

Meine Eltern ließen sich nicht einschüchtern, so aufregend mein erstes Lebensjahr für sie auch gewesen war. Sie hatten nicht aufgegeben und immer an mich geglaubt. Es braucht besondere Eltern, um ein solches erstes Lebensjahr zu überleben und dabei so viel zu regenerieren. Durch eine Geburt wie meine können schwere Traumata entstehen oder Krankheiten, denn der Start ins Leben ist der wichtigste Moment. Ist Seismograf seiner späteren Qualität.

In meinem Leben ist Unglaubliches daraus entstanden. Ich habe Heilung erfahren, über deren Ausmaße ich mir erst heute bewusst bin. Genau aus diesem Grund möchte ich im wahrsten Sinne dieses Begriffes meine Geschichte mit-teilen. Ich möchte vermitteln, erzählen und teilen, was es bedeutet, aus einer von außen betrachtet ausweglosen Situation eine Chance zu machen. Was es bedeutet, aus einer Erkrankung (die ja noch keine Krankheit als Dauerzustand sein muss) Kraft zu schöpfen und wie neugeboren daraus hervorzugehen.

Unser Körper und unser Geist sind Wunderwerke der Natur. In ihnen ruhen Geheimnisse, die sie nur mit jenen Menschen teilen, die offen dafür sind und sich nicht zukleistern lassen von Annahmen, Vorurteilen und nicht belegten Thesen.

Lange sperrte ich mich dagegen, meine Erfahrung anderen mitzuteilen. Doch auch ich habe mich weiterentwickelt, unter anderem indem ich die Erfahrungsberichte anderer Menschen las und dadurch motiviert wurde. Nun reinigt mich der Prozess des Gebens von innen. Wir alle kennen die Phrase, sich »den Ballast von der Seele« zu schreiben. Etwas anderes ist es, mit dem Ballast auf der

Schulter zu schreiben, einen Prozess zu schildern, noch während er läuft. Bei voller Fahrt zu telefonieren ist nicht erlaubt, aber damit vergleichbar. Jeder hat eine Geschichte zu teilen, die einzigartig ist und die anderen Menschen weiterhelfen kann. Teile sie einfach, denn dazu muss man heutzutage nicht gleich ein Buch schreiben. Rede mit Betroffenen, wie du einer bist oder warst. Nimm die Motivation und reiche sie weiter. Dabei motivierst du dich selbst und andere.

Mit gut einem Jahr begann ich zu laufen, zu Weihnachten gab es den jungstypischen Traktor als Geschenk, und dass sich im Kostüm des Weihnachtsmannes mein 14 Jahre älterer Bruder verbarg, hatte ich auch bald raus. Also alles so weit ganz normal für eine Kindheit.

Meine Eltern lasen mir Gutenachtgeschichten vor, eine davon hieß »Der Fliegende Robert«: *Wenn der Regen niederbraust, wenn der Sturm das Feld durchsaust, bleiben Mädchen oder Buben hübsch daheim in ihren Stuben. – Robert aber dachte: Nein! Das muß draußen herrlich sein! – Und im Felde patschet er mit dem Regenschirm umher ...«* Und aufgrund seines Leichtsinns verschwindet Robert eines Tages in den Wolken und keiner hat ihn je wiedergesehen. So brutal gingen sie meistens aus, die Geschichten aus dem »Struwwelpeter«, und meine Eltern hofften wohl auf den pädagogischen Effekt. Eine meiner ersten Ängste aber war die vor der Dunkelheit. Immer hörte ich Schritte beim Einschlafen, deshalb brannte neben meinem Bett ein kleines Nachtlicht. Erst mit zweieinhalb Jahren kam ich raus in die Fremde, die für mich Kinderkrippe hieß. Mein Immunsystem sollte sich noch mehr stabilisieren, dafür wären Krippe und Kindergarten das Beste, befand man damals. Für mich war es schwer, auf andere Kinder zuzugehen. Außerdem wollte ich nie essen. Die Mäkelei am Essen zog sich bis zu meinem zwölften Lebensjahr, was ich mir heute gar nicht mehr vorstellen kann, da ich es liebe zu essen. Meine Mutter kochte ausgezeichnet, verwöhnte mich aber nicht. Die berühmte Extrawurst wurde mir nicht gebraten, was mir eine gute Schule war, denn später im Leben hätte ich auch keine verwöhnenden Eltern um mich.

Mit vier lernte ich Fahrradfahren. Ich wurde auf ein kleines Klapprad gesetzt und fuhr einfach los. Fahren konnte ich sofort, aber da ich damals schon ungeduldig war und nicht nachgefragt habe, wie man bremst, fuhr ich, bis ich nicht mehr konnte, und fiel auf die Nase, statt zu bremsen.

Mein Geburtstag war mir immer wichtig. Um die zehn Freunde kamen vorbei, wir spielten im Garten und machten viel Blödsinn. Am Tag meiner Einschulung konnte ich bereits auf zwei Armbrüche zurückblicken: Beim ersten Mal sprang ich von einer Mauer, wollte einen letzten kleinen Sprung machen und kam ungünstig auf. Der Arm war gerade wieder verheilt, ging's auf einem großen Hüpfball querbeet durch den Garten, und ich kam das zweite Mal im Leben ungünstig auf. Dafür, dass er anfangs gelähmt war, musste der Arm nun ziemlich viel aushalten. In der Schule konnte ich nicht jedes Sportfest mitmachen, weil ich oft erkältet war.

Dabei faszinierte mich Sport, und es war schmerzhaft für mich, nicht so robust wie die anderen zu sein. Wundersamerweise war ich dennoch der Beste im Sport und spielte neun Jahre lang Fußball im Verein, und das sogar als Kapitän. Mein Zuhause war von Grün umgeben, meine Kindheit spielte sich im Freien ab. Heute erst realisiere ich die Heilungsenergien der Natur und wie wichtig es ist, diese zu nutzen und den Bezug niemals zu verlieren. Die Natur bietet uns alles, was wir brauchen.

Außerdem wurde bei uns zu Hause viel gelacht. Und wenn man so drauf ist, zieht man auch andere Menschen mit dieser Vorliebe an. Mein Lachen ist schrill und kräftig, daran wird sich auch in Zukunft nichts ändern. Es ist für viele Menschen ansteckend und tatsächlich die beste Medizin für mich selbst und andere.

Als mein Bruder aus dem Haus war und sein eigenes Leben führte, fuhr ich allein mit meinen Eltern in den Urlaub. Die Grenzen waren offen, ich lernte Dänemark, Italien, Ägypten und die Karibik kennen, und in meinem Heimatland Städte wie Dresden. Ich bin meinen Eltern dankbar für den Blick auf andere Lebenswelten, den sie mir damit öffneten. Gerade bei einem Kind prägen sich Bilder viel stärker ein als in der bereits geprägten Bilderwelt der Erwachsenen. Ich sah, dass es nicht jedem Menschen auf der Welt so gut geht wie uns, andererseits auch, wie viel Luxus direkt neben bitterer Armut herrscht. Ich sah Kunstschätze und ehemals vom Krieg zerstörte, wiederaufgebaute Kirchen. Lernte viel über die Geschichte unseres Landes und die Nationen unserer Welt. Reisen bildet, das habe ich am eigenen Leib erfahren. Und wo die finanziellen Mittel nicht für Fernreisen reichen, tut es die Exkursion durch die eigene Heimat, die den Horizont und den Blick aufs Wesentliche erweitert. Denn unser Leben ist so wertvoll wie jeder einzelne Augenblick davon.

Bei einer Exkursion in ein Rapsfeld begann ich zu niesen und zu husten, und dann blieb auch noch meine Stimme weg. Ich konnte nicht um Hilfe schreien, denn mein Hals war wie zugeschnürt. Zum Glück hatte das Leben mit mir noch etwas vor, denn mein Freund kam im richtigen Moment hinter mir her aus dem Feld gerannt. Er brachte mich zu sich nach Hause, ich trank viel kaltes Wasser, hockte mich an diesem hochsommerlichen Tag in den kühlen Keller und konnte irgendwann nach Hause gebracht werden. Als ich dort in den Spiegel sah, traf mich fast der Schlag. Ich sah aus, als ob mich tausend Bienen gestochen hätten. Wie ein echter Bienenstich. Zwei Wochen lang ging ich nicht zur Schule. Ein Allergologe diagnostizierte starken Heuschnupfen, der infolge von Stress auftritt. Heute weiß ich, dass Allergien jeglicher Art Stress als Ursache haben. Seitdem nahm ich im Sommer Tabletten, Augentropfen und Nasenspray, sobald ich Symptome von Heuschnupfen bemerkte. Heute sind weder Stress noch Heuschnupfen mehr ein Thema für mich, auch davon handelt dieses Buch.

Mir graute vor der siebten Klasse, denn sie bedeutete die Trennung von meinen Grundschulfreunden. Als ich auf die Gesamtschule kam, fiel mir das Lernen schwer, und mit zunehmendem Alter fiel es mir immer schwerer. Damals hatte ich noch keine Ahnung von dem Zusammenhang zwischen Energie und Ernährung. Ich liebte Fast Food und machte mir weiter keine Gedanken. Hätte ich damals schon etwas darüber gelesen, was sich so alles in meinem Essen und Trinken verbarg, hätte mich meine Verfassung nicht gewundert und noch weniger, dass jährlich knapp eine halbe Million Menschen in Deutschland an ernährungsbedingten Krankheiten sterben.

Ich besuchte einen Freund zu Hause, dessen Mutter in dem Krankenhaus arbeitete, in dem ich geboren bin. Weil sie davon wusste, hatte sie meine Krankenakte gelesen und sprach mich ganz offen darauf an. Wie unglaublich es sei, was ich als Säugling durchgemacht hatte. Und wie viel unglaublicher erst, was nun aus mir geworden war.

Ich habe Jahre gebraucht, mit Komplimenten und Anerkennung dieser Intensität umzugehen. Damals wäre ich am liebsten im Boden versunken. Mein Selbstwertgefühl war noch nicht ausgeprägt genug, Stärke aus den vorangegangenen körperlichen Schwächen zu ziehen. Heute sehe ich die Dinge komplett anders, weil ich viel freier bin und es für mich und mein Leben die größte Heilung ist, über meine Geschichte zu reden und darüber, wie ich zu meinem heutigen Wissen gekommen bin. Es war ein langer Weg und eine sehr spannende Erfahrung, die vielen Menschen weiterhelfen kann, denn Erfahrungen zu teilen wirkt immer befreiend.

Ich war um die 15 Jahre alt und gerade in der Straßenbahn mit meinen Freunden unterwegs, als wir auf eine andere Clique stießen. Man hat einen Instinkt dafür, wenn Ärger in der Luft liegt. Und dass hier etwas in der Luft lag, war spürbar. Die anderen fanden schnell einen Grund, einen Freund von mir zu provozieren und ihn nach seiner verbalen Retourkutsche anzugreifen. Ich steckte emotional mittendrin und war auf der Seite meines Freundes. Also hängte ich mich rein und drückte den Stärksten von ihnen gegen die Wand. Er sollte mit seinen Angriffen aufhören. Das war alles, was ich wollte. Es endete damit, dass die gesamte Clique nur noch auf mich losging und ich von ihnen zusammengeschlagen wurde. Meine Freunde waren zu echter Gegenwehr nicht in der Lage, und ich hörte irgendwann auf, mich zu wehren. Rückblickend empfinde ich keine Wut, weder auf die einen noch auf die anderen. Ich bin generell gegen Schuldzuweisungen oder gar Hass auf andere Menschen. Alles ist Vergangenheit, die ich mir in Ruhe anschaue, und alles geschieht aus einem bestimmten Grund. Trotz meiner Vorgeschichte war ich immer ein vor Energie strotzender junger Mann, der noch dazu viel körperliche Kraft hatte. Beim Fußballtraining war es meine Schusskraft, die beeindruckte. Heute weiß ich, dass alle Kraft aus Lebensenergie erwächst – und nur zu einem kleinen Teil aus der Muskulatur.

Nach der Schlägerei war ich enttäuscht, von mir, von den anderen, ich lag buchstäblich am Boden und fühlte mich auch so. An diesem Abend verlor ich mein Urvertrauen in meine Mitmenschen. Ängste wurden für mich zur Normalität. Ich vermied es fortan, Bahn oder Bus zu fahren. Mein robuster Körper steckte die Schläge und die Erniedrigung weg, in meiner Psyche wirkten sie weiter. Seitdem zählt für mich nur noch, einfach zu machen, und zwar das Beste aus allem. Ich habe dieses Trauma in mir und lasse es links liegen. Was nützt mir ein Hätte, ein Wäre oder ein Könnte. Unser Leben bringt uns permanent an Grenzen. Diese Grenzen sind immer andere, und wir haben nur eine einzige Chance, etwas Gutes daraus zu machen: uns daraus weiterzuentwickeln.

Damals mit 15 konnte ich den Vorfall nur verdrängen, in eine Schublade packen und nicht mehr daran denken. Kurz darauf schaffte ich in gutem Mittelmaß die zehnte Klasse. Wir machten uns bereit für den letzten Schultag und die Abschlussfeier. Wir fühlten uns, als ob wir mit unseren 16, 17 Jahren nun im Leben alles erreicht hätten. Und keiner bereitete uns darauf vor, dass es jetzt eigentlich erst richtig losging. Diese Unbeschwertheit freut mich noch heute. Nach der Feier blieben wir am See zum Zelten. Alles war wunderbar, bis ich auf meinem rechten Handrücken tiefrote

Flecken sah und sich ein Juckreiz darunter ausbreitete. Ich bemühte mich die ganze Zeit, meine Hand und das Jucken zu verstecken, und konnte den Abend kein bisschen genießen. Angst und Stress machten sich in mir breit. Doch ich blieb und versuchte bis zum Schluss durchzuhalten. Am nächsten Morgen waren Juckreiz und Ausschlag verschwunden, und ich hatte gelernt, dass ich so etwas auch aushalten konnte. Ich hätte mir nie verziehen, den letzten Abend statt mit meinen Klassenkameraden am See allein in einem Krankenzimmer verbracht zu haben. Im Kopf aber blieb die Angst, dass es jederzeit wieder ausbrechen könnte.

Ich habe schon immer Probleme mit dem Loslassen völlig überflüssiger und diffuser Gedanken und Ängste. Dabei ist das Leben Veränderung, und dies ist wohl auch die einzige Sicherheit im Leben. Entwickle dich dahin und mach dir selbst die Freude, dich selbst täglich an das »Gelassenheitsgebet«[1] zu erinnern: »Gott, gib mir die Gelassenheit, Dinge hinzunehmen, die ich nicht ändern kann, den Mut, Dinge zu ändern, die ich ändern kann, und die Weisheit, das eine vom anderen zu unterscheiden.«

Schon vor den Abschlussprüfungen der zehnten Klasse hatte ich meine Lehrstelle sicher. Heizung, Lüftung, Sanitär, im Volksmund auch »Gas, Wasser, Scheiße« genannt. In mir schrie es »Tu das nicht!«, doch ich hatte so gar keine andere Vorstellung, was ich nach der Schule machen sollte. Die Ausbildung war immerhin ein Plan, und einen anderen hatte ich nicht.

Die letzten Sommerferien meines Lebens hatten begonnen, und ich wollte, wie jeder andere, nur noch ordentlich feiern und genießen. Einige meiner Freunde hatten schon den Führerschein, und so waren wir unabhängig von Bus und Bahn für den Weg zur Disco. An einem dieser Abende bekam ich wieder diesen Ausschlag an der Hand, diesmal gleichzeitig Schmerzen im Knie und so stark wie noch nie zuvor. Das Knie schwoll an. Tanzen konnte ich nicht mehr, und ich war verzweifelt. Ich versuchte, es zu vertuschen, stand viel rum, kniff über die Lippen den Schmerz weg und bemühte mich, nicht allzu sehr zu humpeln. Schließlich blieb ich einfach nur am Tisch sitzen. Zu Hause fiel ich ins Bett.

Am nächsten Morgen waren Schmerzen und Ausschlag verschwunden.

In der Firma, in der meine Lehre bald beginnen sollte, nahm ich einen Ferienjob an. Ein Mitarbeiter holte mich morgens mit dem Firmenwagen ab. Auf der Baustelle begann wieder das Knie zu schmerzen. Der Hautausschlag blieb zwar weg, doch innerhalb von nur drei Stunden war ich nicht mehr gehfähig. Zum ersten Mal wurde mir bewusst, dass etwas mit mir definitiv nicht in Ordnung war. In der sogenannten Blüte des Lebens humpelte ich wie ein alter Mann. Ich quälte mich mit Schmerzen durch den Tag und versuchte, mir nichts anmerken zu lassen, was eine zusätzliche Anstrengung bedeutete. Meine Eltern waren im Urlaub an der Ostsee, ich kam nach Hause und wollte nur noch in die Badewanne. Aber nicht mal das gelang mir mehr, und so musste ich meine Schwägerin um Hilfe bitten. Sie fuhr mich in das Krankenhaus meiner Geburt, und passenderweise war nur noch auf der Kinderstation ein Bett frei. Hier blieb ich zwei Wochen, während die Ärzte mit allen Mitteln herauszufinden versuchten, was meinen Körper permanent so seltsame Signale senden ließ. Sie fanden den Auslöser nicht. Die Schmerzen klangen ab und kamen auch in den zwei Wochen nicht wieder, ebenso wenig der Ausschlag. Ich lag ausgeruht im Krankenzimmer und war keinerlei Stress ausgesetzt. Deshalb sendete mir mein Körper auch keine Signale, um mich auf den Boden zurückzuholen, denn da war ich längst, entspannt im Hier und Jetzt.

Ich hatte mich gerade in ein Mädchen verliebt, schrieb ihr täglich SMS und war niedergeschlagen, weil ich sie nicht treffen konnte. Ich verheimlichte ihr, wo ich war, schrieb schließlich nicht mehr zurück und hörte bald auch nichts mehr von ihr. Heute liefe das alles ganz anders. Ich zeige meine Schwächen und stehe dazu, zumal es sich bei Krankheiten und körperlichen Gebrechen nicht um Schwächen, sondern eher um Schwäche für den Moment handelt. Die Wahrheit bringt dich nicht nur weiter, es lebt sich auch viel besser mit ihr. Erstens musst du dir deine Lügen nicht merken und kannst dich nicht verplappern. Zweitens trennt sie schon automatisch die Spreu vom Weizen innerhalb der Beziehungen und Freundschaften, die du eingehst.

Als ich meine Lehre auf dem Bau begann, vereinbarten meine Eltern für mich einen Termin bei einem Heilpraktiker wegen meines Heuschnupfens. Zum ersten Mal erlebte ich die Wirkung von Akupunktur, und zu Beginn tat die Behandlung sehr weh, da ich, was körperliche Schmerzen und Nadeln angeht, ein Sensibelchen war.

Leichter fiel mir die Bekämpfung meines Heuschnupfens schon mit Kräuter- und Vitaminspritzen ohne künstliche Zusatzstoffe, die mich schließlich heilten. Was uns die Natur an Mitteln und an Hilfe bietet, ist bis heute wie eine abgelegene Insel für mich, die erst zu einem kleinen Teil erschlossen wurde.

Die Arbeit auf dem Bau prägte mich stark. Zum ersten Mal spürte ich am eigenen Leib, wie hart man für sein Geld arbeiten musste und wie wenig mit Knochenarbeit zu verdienen war. Ich traf authentische und geerdete Menschen, wofür ich noch immer dankbar bin. Wie wohl ich mich fühlte, sah ich daran, dass über drei Jahre hinweg sowohl Ausschlag als auch Schmerzschübe ausblieben. Trotzdem habe ich während meiner Ausbildung nie echte Freude oder gar Erfüllung gespürt. Es war einfach nicht das Richtige für mich. Einen Plan für die Zeit nach der Lehre hatte ich aber auch nicht. Ich ging nicht mehr zum Fußballtraining, obwohl mir das großen Spaß gemacht hatte und ich gut darin war, doch nun fehlte mir die Energie nach der Arbeit. Als ich von einem Trainer hörte, der am Wochenende Kurse im Kickboxen anbot, war ich sofort angefixt. Ich stürzte mich wieder mit voller Leidenschaft ins Training, konnte nie genug kriegen und wollte immer mehr und mehr erreichen, am liebsten von heute auf morgen zum Champion werden.

Ich trug diesen ungesunden, stürmischen Ehrgeiz in mir, als gäbe es stets jemanden, dem ich etwas beweisen musste. Das sehe ich heute anders. Niemand muss Dinge erreichen, um sich irgendwem zu beweisen. Das ist die völlig falsche Herangehensweise. Das Leben leben und genießen und währenddessen auch mal an die eigenen Grenzen zu stoßen ist gut – aber immer nur für einen selbst und nicht für andere.

In der Lehre fiel ich erst mal durch die Zwischenprüfung. Ich mochte diesen Beruf einfach nicht, und er passte auch nicht zu mir. Ich war nicht dumm, kam mir aber so vor, denn vieles an Fachwissen habe ich schlicht nicht begriffen. Ich reagierte mich an den Wochenenden beim Kickboxen ab und war von Anfang an so gut im Training, dass ich innerhalb kurzer Zeit auf fortgeschrittenem Niveau mithalten konnte. Aber bald gab ich auch diesen Spaß im Leben wieder auf, weil mich die Arbeit und der Gedanke daran von innen aufzufressen schien. Schließlich wechselte ich für das letzte Lehrjahr die Firma. In der vorherigen war ich weder psychisch noch körperlich wirklich klargekommen. Zum ersten Mal fühlte ich mich nun verstanden, verstand auch selber viel mehr, und der Beruf machte mir endlich Freude. Nach zwei Monaten der Einarbeitung begann ich auch wieder mit dem Kickbox-Training. Ich war so gut, als hätte ich nie damit aufgehört. Eine kleine Show als Käfigkämpfer bei einem Event war für mich in Planung. So etwas wie ein roter Faden in meinem Leben schien sich abzuzeichnen. Hier die Pflicht mit der Arbeit, dort die Kür mit dem Sport.

Wieder kam alles anders. Ich wachte mit starken Schmerzen auf und hatte rote Flecken an den Armen. Selbst diese schmerzten diesmal, gerade so, als wollte mir mein Körper von innen heraus etwas zurufen. An diesem Tag hatte ich einen körperlich besonders schweren Job auf dem Bau zu erledigen. Mein ganzer Körper zitterte vor Schmerzen, und ich bekam Fieber. Wieder drückte ich alles weg und hoffte, es fiele keinem auf. Ich beruhigte mich damit, dass am nächsten Tag alles vergessen sein würde. Wie immer.

Als ich aufwachte, konnte ich mich vor Schmerz kaum bewegen. Ich nahm Kopfschmerztabletten, ging dann zum Arzt, der gab mir ein Rezept für weitere Schmerzmittel und schrieb mich für eine Woche krank. Die Woche verbrachte ich Tabletten essend, und nichts besserte sich. Ich bekam Angst.

Als ich Montagfrüh aufwachte und eigentlich wieder hätte arbeiten sollen, waren die Schmerzen noch schlimmer geworden. Wieder schrieb mich der Arzt krank, gab mir Tabletten mit, und so wäre das wohl ewig weitergegangen. Ich erinnerte mich an einen Krankenhausaufenthalt ein paar Jahre zuvor. Damals hatte ein Arzt mir gegenüber zum ersten Mal die mögliche Diagnose »Rheuma« geäußert. Sollte ich wieder Schmerzen haben, dann sollte ich mich direkt an einen Spezialisten wenden. Das tat ich nun.

Rheuma hatte ich immer nur mit älteren Menschen in Verbindung gebracht, aber doch nicht mit einem wie mir, der leben und sich austoben wollte. Ich nahm all meinen Mut zusammen, stieg ins Auto und fuhr nach Buch zur Rheumaklinik. Bis heute weiß ich nicht, wie ich das geschafft habe. Es war unverantwortlich von mir, in diesem Zustand Auto zu fahren. Ich rate jedem in einer solchen Situation: Holt euch Hilfe! Seid euch nicht zu schade zu fragen! Unter dem Einfluss von Schmerzmitteln ist man nicht mehr fahrtüchtig.

Mein Fieber und die Schmerzen waren unerträglich geworden, als ich schließlich in der Klinik ankam. Ich wartete drei Stunden, bis ich aufgerufen wurde. Die Wartezeit über lag ich mit dem Kopf auf dem Tisch. Eine andere Körperhaltung war mir schlicht nicht mehr möglich.

Der Arzt sah sofort, dass ich stationär aufgenommen werden musste. Ich wunderte mich über gar nichts mehr. Gerade jetzt, da ich sowohl in der Arbeit als auch im Sport auf einem aufsteigenden Ast war, warf mir mein Körper einen Stock in die Speichen.

Im Rollstuhl wurde ich auf mein Zimmer gebracht.

Der Arzt untersuchte mich minutenlang, ohne etwas zu sagen.

Ich hatte kein gutes Gefühl. Die Diagnose lautete »Adulter Morbus Still« und bekam noch den Zusatz »unheilbar«. Ein Schlag ins Gesicht. Vier Wochen vor meinem 20. Geburtstag.

Ich musste fortan eine Mischung an Medikamenten nehmen, die in Heilpraktikerkreisen schlichtweg Rattengift genannt wurde. Hier wurde eine Schublade geöffnet, auf der meine Krankheit stand, und ich wurde daraus versorgt. Man analysierte weder meine körperliche oder gar seelische Verfassung, noch wurde sonst irgendeine individuelle Untersuchung durchgeführt. Ich war nun Patient mit dem Stempel einer Krankheit. Es wurden nur die Symptome behandelt, nicht ich als Mensch und damit als Ganzes aus Körper, Geist und Seele.

Das sollte Heilung bringen?

Damals war ich voller Vertrauen in die Schulmedizin, schon weil ich weder eine andere Option hatte noch Alternativen kannte. Drei Wochen blieb ich in der Klinik, drei Freunde durften mich in der Zeit besuchen, alle anderen blockte ich ab, wie ich auch meine Gefühle und die Angst in mich hineinfraß. Die Medikamente betäubten die Schmerzen. Täglich ging es mir etwas besser, und allmählich nahm ich auch die anderen beiden Patienten wahr, die mit mir auf dem Zimmer lagen. Einer verweigerte seine Medikamente, der andere nannte ihn daraufhin einen Betrüger. Dieser wiederum trank täglich drei Kannen Kaffee – heute weiß ich, dass Kaffee Säurebildner Nummer eins ist und dass Krankheiten nur in einem säurehaltigen Milieu entstehen. Die relevanten Informationen gelangen erst zu dir, wenn dein Bewusstsein so weit ist, und meins hatte damals noch nicht den Hauch einer Ahnung.

Die beiden wurden entlassen, es kamen neue Mitbewohner, und ich war mit Abstand der Jüngste. Einer Ende 40, einer Mitte 70. Der Vierziger kam im Rollstuhl ins Zimmer und wurde feierlich von uns begrüßt. Ironie und Spaß dürfen nic verloren gehen, sonst nimmt das Leid überhand. Wir waren eine Kranken-WG verschiedener Generationen. Ich stellte mir den Wecker immer auf vier Uhr, um meine Medikamente zu nehmen, bevor wir um 6:30 Uhr rüde von den Schwestern geweckt wurden. Ich kann verstehen, wenn man bei dem täglichen Erleben schlechter Energie selbst nicht bester Laune ist. Dennoch war für mich schon damals der Start in den Tag sehr wichtig, und so sollte es für jeden Menschen sein. Den Tag so zu beginnen, wie er verlaufen sollte, war von jeher mein Anspruch: nämlich positiv.

Ich rollte täglich zur Physiotherapie, bekam Moorpackungen, die meine Gelenke stärkten, und es ging mir von Woche zu Woche besser, auch aufgrund der starken Medikamente. Bezüglich meiner Ernährung erhielt ich den Hinweis, Schweinefleisch für die Zukunft von meinem Speiseplan zu streichen, weil es Gelenkentzündungen fördert. Ansonsten sollte ich versuchen, mein altes Leben weiterzuleben.

Zum Glück habe ich das nicht getan. Denn eins lernte ich auch: mich zurückzunehmen und in Demut zu üben. Denn nichts ist selbstverständlich. Der alte Herr in unserem Zimmer erzählte, er habe keine Familie mehr, und auch seine Freunde seien alle schon tot. Er sei allein. Trotzdem ranzte ich ihn an, als er eines Morgens das Radio anschaltete, und er stellte es wieder aus.

Das werde ich mir nie verzeihen. Menschen mehr Respekt entgegenzubringen und auch mal über den eigenen Tellerrand des Leidens zu schauen lernt man am besten im Krankenhaus. Eine unbezahlbare und lehrreiche Lebenserfahrung.

Ich wollte nur noch nach Hause. Dort stellte ich meine Ernährung von Schweinefleisch auf Hühnchen oder Pute um, was für mich schon eine große Herausforderung war. Körperlich ging es mir sofort besser, zumal ich wegen der Säure auch nur noch stilles, gut gefiltertes Wasser trank. Ich musste schnell wieder fit werden, um die Arbeit auf dem Bau zu schaffen. Das Kickboxen hänge ich an den Nagel. Mir blieb nicht mehr viel.

Im Keller unseres Hauses verstaubte eine alte Kraftsportstation. Ich begann, daran einige Übungen zu machen, und siehe da, es tat mir dermaßen gut, dass ich bis heute eine regelrechte Leidenschaft für Kraftsport empfinde. Es war eine tolle Erfahrung, und ich habe gemerkt, dass die Schmerzen dadurch weniger geworden sind. Es ist wichtig, eigene Wege zu gehen und seinen eigenen Lebensinhalt zu entdecken. Kein Arzt hätte mir bei meinen schweren Gelenkproblemen damals Kraftsport empfohlen.

Zu jener Zeit legte ich ihn frei, meinen Weg in die Energieheilung: Stück für Stück, Hindernis für Hindernis. Es war eine Fügung, dass meine Eltern durch Freunde an jemanden kamen, der sich in dieser Thematik bestens auskannte. Ich traf ihn, und er unterhielt sich einfach nur mit mir. Er spürte, dass ich noch am Beginn meiner Reise war, und betonte, ich müsse genau jetzt einen Anfang in der Materie machen. Er ermunterte mich, viel Wasser aus einer Karaffe zu trinken, an deren Boden Heilsteine lagen. Nach einer Stunde sollte ich mich im Spiegel anschauen. Meine Augen waren deutlich größer, ich strahlte Freude und Kraft aus wie schon lange nicht mehr.

Was hatte er mit mir gemacht?

Dies war ein kleiner magischer Moment und der Beginn meiner Weiterentwicklung. Ich war zwar ganz bestimmt nicht in dem Alter, in dem man sich mit Heilsteinen und dergleichen befasste, doch seitdem trinke ich nur noch mit energetisierten Steinen angereichertes Wasser. Ich spürte nicht nur, wie wohl es meinem Körper tat, ich sah es auch.

Auf der Arbeit konnte ich nur sehr schwer mithalten. Ich fühlte mich verloren, denn ich verspürte einige der Nebenwirkungen meiner Medikamente, mir wurde zum Beispiel oft schwindelig. Daraufhin beschränkte ich die Einnahme ganz intuitiv aufs Wochenende, um die Nebenwirkungen nicht in der Woche bei der Arbeit zu spüren. Meine Mutter verabreichte mir Nahrungsergänzungen wie Magnesium und Vitamin B, ich wurde nicht mehr so schnell krank und bekam im Winter keine Grippe mehr. Dreimal in der Woche absolvierte ich mein Krafttraining, und nach und nach ging es wieder aufwärts mit mir.

Trotz meiner Krankheit fühlte sich alles stimmig an. Ich nahm sogar einen Nebenjob an und verdiente mir in der Baufirma meines Bruders etwas dazu. Obwohl ich ständig krankheitsbedingt ausfiel, behielt mich meine Ausbildungsfirma, und nun stand die Gesellenprüfung an. Dafür musste ich ins circa 100 Kilometer entfernte Eisenhüttenstadt fahren. Das Ganze dauerte drei Tage, und zur Nachprüfung musste ich dann auch noch. Die Aufregung löste – wie früher in der Schule – viel Stress in mir aus, der sich leider wieder körperlich bemerkbar machte. Als ich erfuhr, ich hätte bestanden, schrie ich mir auf der Heimfahrt im Auto die Kehle heiser.

Mein Ausbilder hatte die entsprechenden Kontakte und war so zufrieden mit mir gewesen, dass er mich als Geselle an eine andere gute Firma vermittelte. Ich war im Berufsleben angekommen. Zur Belohnung leistete ich mir ein Auto, von dem ich schon seit meiner Kindheit träumte. Ein Freund vermittelte mir einen neuen, besseren Job in Hamburg, für den ich einen Schweißerpass brauchte.

Es ging um eine riesige Lebensmittelfabrik, in der täglich tonnenweise Schokolade für die ganze Welt produziert wurde. Gesundheitlich ging es mir gut, das Bewerbungsgespräch lief bestens, ich bekam die Zusage, dort als Anlagenmechaniker, Schlosser und Schweißer zu arbeiten. Auf einem kleinen Bauernhof fand ich eine möblierte Wohnung, aber nun musste ich natürlich auch der alten Firma noch absagen. Anders als befürchtet reagierte mein alter Chef erfreut und fand viele lobende Worte für mich, die ich so in den dreieinhalb Jahren Ausbildung nicht mal ansatzweise gehört hatte.

Genau drei Tage vor Beginn der Schweißerausbildung erlitt ich einen Rückfall. Ich hatte starke Schmerzen am ganzen Körper. Sofort kamen Ängste in mir hoch, Stress machte sich breit. Ich war doch gerade so gut im Flow, wieso ausgerechnet jetzt ein Rückfall?

Alles, was ich wusste, war, dass nur Medikamente helfen würden. Etwas anderes kannte ich zu der Zeit nicht. Es schien, als ob sonst alles aus dem Ruder laufen würde und einzig starke Schmerzmittel die Rinne bildeten, in der ich weiterfahren konnte. Ich war dumm und naiv genug, mir selbst einen Cocktail aus Prednisolon und Kortison zusammenzustellen und diesen zu nehmen, bis ich schmerzfrei war. So überstand ich die Zusatzausbildung zum Schweißer.

Mit den richtigen Medikamenten hatte ich es immer geschafft, warum sollte es diesmal anders laufen? Medikamente machten mich gesund – davon war ich überzeugt. Meine Schmerzen wurden trotz der Medikamente von Tag zu Tag stärker, also erhöhte ich die Dosis. Im Rückblick war das die dümmste und egoistischste Entscheidung, die ich bis dahin getroffen hatte. Mein Körper schrie um Hilfe, und ich hörte ihm nicht nur nicht zu, mehr noch: Ich stopfte ihm das Maul, damit seine Schreie verstummten.

Unser Körper ist unser Zuhause. Wir müssen ihn pflegen und gut behandeln, um täglich darin wohnen zu können und uns dabei wohlzufühlen. Er dankt uns die gute Behandlung in Form von mehr Lebensqualität.

Damals setzte sich mein Ego durch, es kam der Tag des Umzuges, und los ging die Reise. Eine Nacht lang hatte ich mit Freunden gefeiert und dabei ein tolles Mädchen kennengelernt. Ich blieb aber erst mal auf Abstand, denn die Medikamente hatten mich ein Stück weit »dumpf« gemacht, das Wort trifft es am besten. Man sieht und spürt alles wie durch einen Gaze-Vorhang hindurch. Ganz ähnlich wie damals zum Schulabschluss im Krankenhaus. Wieder war ich ein wenig verliebt. Durch die Überdosierung der Tabletten war ich einerseits aufgeputscht wie auf Droge, andererseits reagierte ich dumm wie ein Idiot, sonst hätte ich nach einer schlaflosen Nacht im halb betäubten Zustand niemals den Umzug Richtung Hamburg gemacht. Mir war schlecht, die heilsame Energie des Schlafes fehlte. Gefühle des Verlassens und der Traurigkeit stiegen in mir hoch, als ich mit jedem Kilometer realisierte, dass ich zum ersten Mal eine eigene Wohnung haben würde, weit weg von meinem Zuhause, in dem ich bislang beschützt gelebt hatte. Mit dem Thema des Loslassens hatte ich mich nie zuvor beschäftigt. Genau deshalb fiel mir der

Abschied so unglaublich schwer. Das Leben besteht aus Veränderung, und das ist gut und darf akzeptiert werden. Loslassen gehört also genauso dazu wie Annehmen. Wird einem das nicht bewusst, dann bleibt man in den negativen Gedankenschleifen hängen.

Ich jedenfalls sah mich in ein Horrorszenario eintauchen, in einen falschen Film. Wenigstens war die Wohnung möbliert, sodass ich für den Anfang alles hatte, was ich benötigte. Mein neues Arbeitsleben in der Lebensmittelindustrie begann. Es war aufregend. Ich hatte keine Ahnung, was da auf mich zukam.

Eingearbeitet war ich schnell, die Verrichtungen machten Spaß, trotz der elf Stunden täglich, in denen ich mich mit Öl und schmieriger Schokolade einsaute. Ich stellte mir täglich den Wecker für morgens um drei, um die erste Ration Medikamente zu nehmen. Alle auf einmal zu nehmen ging leider nicht, da ich im Schichtsystem arbeitete, so auch öfter Nachtschicht, was meinen Biorhythmus schon genug durcheinandergebracht hatte und mit Medikamenten wohl gar nicht mehr machbar gewesen wäre. Meine Ernährung war eigentlich nur ein Fraß aus Pizza, Pommes, Burger und Lasagne aus der Mikrowelle. Ich tat nichts dafür, dass es mir besser ging, ich hatte ja meine Medikamente. Die ersten acht Wochen *über*lebte ich eher, als dass ich sie bewusst lebte und genoss. Dann flog mir beim Schweißen ein Metallsplitter ins Auge. Unvorsichtig und unkonzentriert war ich gewesen, eben wie im Rausch: Ich hatte vergessen, die Arbeitsschutzbrille aufzusetzen. Es tat höllisch weh, und ich konnte nur noch auf dem anderen Auge sehen.

Ich wurde nach Hause geschickt. Meine Wohnung war nur drei Kilometer entfernt. Auf die Idee, mir ein Taxi zu nehmen, kam ich nicht. Mit einer Hand über dem Auge, der anderen am Steuer fuhr ich halb blind heim. Doch zu Hause wurden die Schmerzen immer schlimmer. Meine Vermieterin, die im selben Haus wohnte, war von Anfang an sehr hilfsbereit gewesen, weshalb ich mich an sie wandte. Sie klingelte meinen Nachbarn raus, den ich aufgrund meiner Schichtarbeit noch nie zuvor gesehen hatte. Er war arbeitslos, besaß einen alten Golf und war sofort bereit, mich zum Augenarzt zu fahren. Die Praxis war nur 30 Minuten entfernt, wenn man über die Autobahn fuhr. Doch die Fahrt gestaltete sich wie in einem Actionfilm. Plötzlich auftretender Starkregen nahm meinem Nachbarn fast die Sicht, und ich als Halbblinder neben ihm war auch keine Hilfe.

Wir zuckelten langsam auf der rechten Spur der Autobahn dahin, und auf einmal lag da – wie vom Himmel gefallen – ein riesiger Stein. Wir schrien beide auf vor Schreck, und er erwischte den Stein frontal. Es gab einen furchtbaren Knall, wir mussten rechts ranfahren und mit Warnblinkanlage anhalten. Die Ölwanne und andere Teile des Wagens waren komplett abgerissen. Ich fühlte mich schuldig und wusste vor Verlegenheit gar nicht, was ich sagen sollte, außer, dass das alles nur meinetwegen passiert sei und mir das sehr leidtue. Mein Nachbar reagierte völlig emotionslos und meinte nur trocken, das Leben sei eben hart. Wir riefen unsere Vermieterin an, ihr Mann sammelte mich ein und brachte mich zum Augenarzt, während sich der ADAC um das Auto meines Nachbarn kümmerte.

In der Notaufnahme wurde mir der Metallsplitter entfernt, nachts um zwei war ich wieder zu Hause. Am nächsten Morgen Frühschicht, und bis zur Medikamenteneinnahme um drei blieb mir noch eine Stunde Schlaf.

Um sechs Uhr war ich zwar frisch geduscht, aber völlig übermüdet zurück auf der Arbeit, das verletzte Auge wieder halbwegs intakt. Mein Körper meldete sich mit Schmerzen. Die morgendliche Medikamentendosis hatte wohl nicht mehr ausgereicht, also nahm ich noch etwas ein und würde auch am nächsten Tag die Dosis erhöhen.

Am folgenden Wochenende fuhr ich in meinen Heimatort und hatte dort ein ganzes Haus für mich allein. Als ich mich ausgehfertig machen wollte, wurde mir schwarz vor Augen, und ich fiel vor Schwäche ins Bett. Die Nebenwirkungen der Medikamente schlugen durch. Auf meinen Armen bildeten sich so viele Pickel, dass nicht mehr zu übersehen war, dass mit mir etwas nicht stimmte. Außerdem war mein Gesicht vom Kortison so aufgeschwemmt, dass es aussah wie ein Mond. Als mich an dem Wochenende Freunde besuchten, schauten sie komisch und fragten, was mit mir los sei. Dabei wusste ich es selbst nicht, hatte mich völlig aus dem Blick verloren. Ich wollte im Boden versinken. Ich stand nicht zu meinen Fehlern, habe sie gar nicht wahrgenommen, sondern nur von zu viel Stress und schlechter Ernährung gesprochen. Ich sah in ungläubige Gesichter.

Dann wurde ich auch auf der Arbeit zum ersten Mal auf mein Aussehen angesprochen. Zu diesem Zeitpunkt hielt ich meine eigenmächtige Medikamentierung schon elf Wochen durch. Ich war felsenfest überzeugt, die Schmerzen würden irgendwann verschwinden.

In der zwölften Woche stand eine Nachtschicht an. Diese Schichten verbrachte ich immer allein und mit weniger Stress als tagsüber in der Firma. Plötzlich fühlte ich mich hundeelend, verloren und allein. Drei Monate hatte ich durchgepowert und mittlerweile das x-Fache der erlaubten Medikamentendosis eingeworfen. Ich wusste: So geht es nicht mehr weiter. In mir schrie es nur, ich solle nach Hause zu meinen Eltern fahren.

Als die Schicht morgens um sechs vorbei war, stopfte ich alles, was aus meiner Wohnung hineinpasste, ins Auto, nahm noch eine Ladung Medikamente, um die Fahrt zu überstehen, und fuhr los. Den Moment, als ich zu Hause ankam, werde ich nie vergessen. Meine Eltern hatten gerade ihren wohlverdienten Urlaub hinter sich, und nun sahen sie das körperliche Wrack, zu dem ihr Sohn geworden war. Sie schauten mich traurig an, ganz so, als ob sie es geahnt hatten. Ich ging wortlos in mein altes Kinderzimmer und wollte mit dem Leben nichts mehr zu tun haben. Ich schlief tief und fest, bis meine Mutter hereinkam und mich weckte. Sie bestand darauf, mich in das Klinikum nach Buch zu bringen, wo ich schon zuvor in Behandlung gewesen war.

Der Arzt dachte, er sehe nicht richtig. »Robert, bist du das wirklich?«

Ich erzählte ihm alles, auch vom Missbrauch der Medikamente. Er reagierte verständnisvoll und erstellte sofort einen Plan, mit dem ich die Dosierung runterfahren konnte. Ich selbst hätte die tägliche Dosis am liebsten sofort auf null herabgesetzt. Aber mein Arzt meinte nur, dann würde ich schneller sterben, als ich »Hallo!« sagen könnte.

Für mich brach eine Welt zusammen. Ich wusste nicht mehr weiter. Es war noch nicht einmal klar, ob ich überhaupt in den nächsten Wochen wieder arbeiten konnte. Erst einmal hieß es, dass mein Körper von einem Extrem ins andere gehen musste. Eine lange Zeit der Entgiftung wurde mir prophezeit. Dabei sah ich aus wie ein Monster und kam mir auch so vor. Ich wollte mich nur noch verkriechen, und zwar so lange, bis ich wieder normal aussehen würde. Immer noch brachte ich es nicht fertig, zu mir und meinen Fehlern zu stehen. Ich hasste mich, fühlte mich klein. Dabei hätte mir ein bisschen Selbstvergebung schon emotional Heilung gebracht, weil Vergebung frei macht. Ich wusste nichts von all diesen Dingen, die sich um Körper, Geist und seelische Heilung drehten. Ich wollte nur ein ganz normales Leben leben. Arbeiten, essen, schlafen, Geld verdienen, eine tolle Freundin haben und am Wochenende etwas mit meinen Freunden unternehmen. Wieso war es mir nicht gegönnt? Wieso traf dieses Schicksal ausgerechnet mich und keinen anderen?

Nie hätte ich mir die Frage gestellt, ob es vielleicht noch einen höheren Sinn im Leben gab als den, den ich darin sah. Oder ob mir vielleicht alles aus einem bestimmten Grund widerfuhr und nicht nur willkürliches Schicksal war.

Alle 14 Tage innerhalb der dreimonatigen Entgiftungsphase musste ich mich krankschreiben lassen. Als ich noch aussah wie Mr. Mond, schämte ich mich, das Haus zu verlassen aus Angst, mich könnte jemand erkennen – oder, noch viel schlimmer, nicht *wieder*erkennen. In einem Dorf kennt schließlich jeder jeden. Und genau das geschah. Ich saß im Wartezimmer, als sich ein alter Schulfreund neben mich setzte, mit dem ich früher Fußball gespielt hatte. Ich reagierte nicht und hoffte, er erkenne mich nicht. Aber er erkannte mich, und der Schock über meinen Anblick stand ihm ins Gesicht geschrieben. Als ich gerade peinlich berührt irgendwas erzählen wollte, fragte er mich geradeheraus, ob ich die Weisheitszähne gezogen bekommen hätte. Ich nickte erleichtert und wünschte mir in dem Moment nur eines: in mein normales Leben zurückzukehren.

Erneut nahmen mich meine Eltern mit zu einer Heilpraktikerin. (Über die Jahre sollte ich es übrigens auf insgesamt elf Heilerinnen und Heiler bringen, von denen mir schließlich drei haben helfen können.) Während der Fahrt überlegte ich mir Ausreden und Argumente, mit denen ich mich ihr gegenüber rechtfertigen konnte, wie es zu meinem jetzigen Zustand gekommen war. Ich wurde panisch bei dem Gedanken, verurteilt zu werden.

Deshalb war es für mich eine völlig neue Erfahrung, nicht von vornherein oder nach dem ersten Eindruck von ihr beurteilt zu werden. Sie erkannte das Innere in mir, das ich zum damaligen Zeitpunkt noch nicht einmal selbst erkannt hatte, und ließ mich sein, wie ich war. Sie betrachtete mich nicht als Monster. Bis dahin hatte ich nachts ganze Kriege durchlebt. Meine Träume fühlten sich für mich schon immer sehr real an, und jede Nacht war ich im Krieg, wurde ermordet oder habe selbst gemordet. Als ob mir mein Körper spiegelte, welcher Kampf in mir tobte.

Die Heilpraktikerin gab mir Basenpulver mit Mineralien zum Trinken und ein weiteres zum Baden. Jede Woche sollte ich einmal zur Akupunkturbehandlung zu ihr kommen. Sie riet mir, Brennnesseltee als Unterstützung meines Entgiftungsprozesses und zur Heilung zu trinken.

Nach vier Wochen der Entgiftung und der von ihr verabreichten Hilfsmittel konnte ich mich wieder mit gutem Gefühl im Spiegel anschauen. Inzwischen trank ich täglich bis zu fünf Liter gefiltertes Wasser und dazu drei Kannen Brennnesseltee mit Pflanzen frisch aus dem Garten. Einmal täglich nahm ich für ein bis zwei Stunden ein Basenbad. Ich sah schon viel besser aus, doch die richtige Entgiftung sollte erst noch kommen. Auf meinem Körper bildeten sich große dunkle Blutpickel, die mir Angst einjagten. Vor allem dann, als auch die Heilpraktikerin nicht weiterwusste und auch Akupunktur nicht mehr half. Sie empfahl mich daraufhin an einen ihr bekannten Heilpraktiker weiter.

Der kam sofort zur Sache und weihte mich in seine Arbeit mit »Body-Elektronik« ein. Diese entstammt dem Tai-Chi und ist eine Art Druckpunkt-Therapie. Die Therapie erhielt ich bei mir zu Hause, dazu brachte er eine eigene Liege mit, auf der er mich vier Mal vier Stunden jede Woche behandelte. Ich mochte seine direkte Art. Der richtige Umgang mit Patienten und Klienten wird immer unterschätzt. Ich merkte, wie wichtig mir der persönliche Kontakt war, dass mein Gegenüber mich ernst nahm, mir auch mal eine Ansage machte und damit vollstes Vertrauen von mir verlangte. So fühlte ich mich ernst genommen und konnte mich ganz auf alles einlassen, was in therapeutischer Hinsicht absolutes Neuland für mich war. Er sprach von der Wahrheit des Lebens, und es fühlte sich an, als wüsste er wirklich, wovon er redete.

Manchmal überforderten mich seine Wahrheiten. Ich bat ihn, nur noch mit der Behandlung fortzufahren, denn ich konnte die Fülle seines Wissens nicht mehr verarbeiten.

Viele Menschen haben Angst vor der Wahrheit, die hinter den Kulissen einer Gesellschaft, ihrer Regierung, einem Firmengeflecht, einer Essenskultur, von Trinkgewohnheiten, Finanzgebaren und vielem mehr steckt. Nichts scheint mehr natürlich gewachsen, sondern alles nur noch gesteuert und konstruiert. Und Wahrheit tut oft weh, ist oft eine Ent-täuschung, dann nämlich, wenn die Täuschung auffliegt.

Nachdem er die ersten Male bei uns zu Hause war und ich mich auf seine Therapie eingelassen hatte, ernährte ich mich bewusster und schaffte zuallererst die Mikrowelle ab. Drei Wochen später spürte ich eine starke Verbesserung meiner Gesundheit. Dabei war seine Methode eine ganz einfache: Am Körper gibt es verschiedene Stellen, die Heilung erzeugen, wenn man sie lange genug drückt. Es hörte sich für mich anfangs absurd an, und es sah auch absurd aus. Aber ich hing in der Phase nach dem gesundheitlichen Zusammenbruch dermaßen an meinem Leben, dass ich nach jedem Strohhalm gegriffen hätte. Auf der Liege lag ich vier Stunden lang bäuchlings, mit einem Ausschnitt, in den ich mein Gesicht drücken konnte, was das lange Liegen leichter machte. Meine Eltern wurden eingespannt, und sowohl sie als auch mein Therapeut drückten nun auf verschiedene Punkte meines Körpers, dass es wehtat. Nach einiger Zeit würde es nicht mehr wehtun, wurde ich beruhigt, dann trete Besserung ein sowie eine Art Trance. Ich solle mich entspannen. Es funktionierte tatsächlich.

Ich schloss die Augen, und alte Erinnerungen und Ängste stiegen hoch, die mich als Kind geprägt hatten. Sie kamen unvermittelt und stark in mir hoch. Mein Therapeut spürte das und bat mich, darüber zu reden. Oft weinte ich dann einfach. Nach jeder Behandlung fühlte ich mich leichter. In meinen Augen war zu sehen, wie die Heilung in mir fortschritt. Aus heutiger Sicht unfassbar ist die selbstverständliche Offenheit meiner Eltern. Sie selbst waren in einer so ganz anderen Zeit groß geworden und hatten in einem Land gelebt, in dem es nur Schulmedizin, aber bestimmt keine Heiler gegeben hatte und alles alternative Heilen verpönt oder völlig unbekannt war. Ohne sie und ihren Beistand hätte ich das alles nie geschafft.

Ich trank weiterhin täglich literweise Tee und nahm Basenbäder, was sich als eine gute Kombination erwies. Von meinem Therapeuten hörte ich zum ersten Mal von veganer Ernährung. Damals konnte ich mir nicht im Entferntesten vorstellen, mich jemals so zu ernähren. Vegan klang für mich nach Mangel und mehr nach dem, was man nicht essen und trinken durfte, als nach dem, was erlaubt war. Es klang nach Verbot und nicht nach Vielfalt.

Es schien aufwärtszugehen mit mir, und ich freute mich auf meine Rückkehr zur Arbeit in Hamburg. Doch daraus wurde leider nichts, denn die Firma hatte mir nach acht Wochen Krankschreibung schriftlich gekündigt. Eine Welt brach für mich zusammen. Wie sollte es denn jetzt weitergehen?

Heute schicke ich dieser Firma gedanklich Blumen, und das an jedem Tag meines Lebens, weil sie mich von sich erlöst hatte.

Kurz bevor ich das Kündigungsschreiben erhielt, hatten verschiedene Ärzte oder Therapeuten bereits durchblicken lassen, dass es wohl der Job war, der mir nicht guttat. Die Fabrik stand direkt neben einem Atomkraftwerk. Über die damit verbundenen Ängste der Leute hatte ich anfangs nur gelacht.

Ich musste die Wohnung in Hamburg kündigen und zog wieder bei meinen Eltern ein. Anfangs war ich entspannt. Bei meinem Können und Wissen ließe der nächste Job ja wohl nicht lange auf sich warten.

Mein Therapeut lud mich für eine Woche zu sich nach Hause ein, damit ich sehen konnte, wie es sich naturverbunden in einem Haus aus Lehm lebte. Selbst die Wände seien aus dem Zeug und alles schön dunkel. Ich stellte mich auf ein Haus wie aus einem Horrorfilm ein. Doch meine ersten Schritte darin fühlten sich anders an als gedacht. Wir Menschen fällen leider viel zu oft und zu schnell Urteile, ohne uns im Vorfeld überhaupt informiert zu haben. Das verschließt den offenen Blick und engt uns ein.

Die ganze Atmosphäre im Haus zog mich in ihren Bann. Ich fühlte mich vom ersten Moment an wohl. Er hatte das Haus jahrelang in Eigenregie gebaut und dabei ausschließlich natürliche Rohstoffe und Materialien verwendet. Statt Rohrleitungen gab es spezielle Heizkörper, die mit Strom beheizt wurden. Es war ein Haus, das sich aus seiner selbst produzierten Energie heraus speiste. Schon allein in einem solchen Haus zu wohnen lässt den Körper gesunden. Keine Strahlung. Veganes Essen. Hier aß auch ich zum ersten Mal vegan. Nudeln mit Bällchen aus Roten Beten. Nach jedem Essen lange Waldspaziergänge. Meinen Bezug zur Natur hatte ich seit dem Ende meiner Schulzeit völlig ignoriert. Dabei sind wir Menschen dafür geboren, eins zu werden mit der Erde und der Natur. Egal, wie stark sich die Technologie weiterentwickelt, von der Natur abzukommen wäre des Menschen Untergang.

Schließlich nahm mich mein Therapeut mit zu einem zweitägigen Seminar über Body-Elektronik, und ich wusste nicht, ob ich lachen oder heulen sollte, weil mein Verstand mit all den neuen Erlebnissen völlig überfordert war. Permanentes Körperstellen-Drücken und in einem Haus leben, das aus Schlamm und Ton bestand! Ich war erst 21 und so jung und unerfahren, dass ich all das nicht richtig ernst nehmen konnte, aber ein Teil in mir schrie nur: Fahr mit, du hast keine andere Wahl! Es waren zwei sehr lehrreiche Tage, und ich durfte live zum ersten Mal bei anderen erleben, was es hieß, Heilung zu erfahren. Wir waren um die 16 Leute, davon wurden sieben gleichzeitig behandelt. Wenn nur sieben Leute gleichzeitig meditieren, entsteht die Kraft und Energie von hundert. So fühlte es sich an. Gemeinsam waren wir stark. In Trance kamen bei dem einen oder der anderen unglaubliche Dinge hoch. Bei mir hielt sich das in Grenzen, da ich schon in früheren Sitzungen Trance und tief liegende Ängste durchlebt hatte.

Als es mir endlich besser ging, wollte ich mich wieder richtig ins Leben stürzen. Mich mit Freunden treffen, das Leben genießen und mir eine Arbeit suchen. Ich brauchte keine Medikamente mehr und ging die Dinge mit frischer Energie an.

Von meiner früheren Heilpraktikerin bekam ich den Tipp für eine Arbeit in Berlin. Sie wusste selbst nicht, worum genau es ging, sonst hätte sie mir diese Stelle sicher nie vermittelt: Ich sollte von Tür zu Tür gehen, den Leuten Verträge für Telefon, Internet und TV verkaufen und mich durch die Provision finanzieren. Es ging um Lügen und Betrügereien, das sah ich sofort. Weder meiner Seele noch dem Universum gefiel diese Idee, und schon nach 14 Tagen brach ich die Arbeit ab. Ich hatte keinen Cent verdient, aber auf diese Weise wollte ich es auch nicht. Man sollte seine Mitmenschen »übers Ohr hauen« und bekam dafür noch Provision? Das ging für mich nicht. Mein Körper hatte mit Juckreiz reagiert und ich wurde immer depressiver. Sofort, als ich die Entscheidung zu kündigen getroffen hatte, ging es mir körperlich und seelisch viel besser. Dieses Zeichen habe ich verstanden und nie wieder einen Job wie diesen angenommen.

Es wurde Winter, es ging mir besser, und verliebt war ich auch. Also fuhr ich nach Berlin, um mit meiner neuen Freundin und Freunden zu feiern. Die Straßen waren glatt, ich saß zum Glück allein im Auto, als ich mit etwa 100 km/h von der Straße abkam und durchs Unterholz bretterte. Ich muss Dutzende von Schutzengeln gehabt haben. Der Wagen flog durch mehrere Bäume etwa 15 Meter die abschüssige Straßenseite hinunter, überschlug sich mehrmals und kam unten auf den Rädern neben Bahnschienen zum Stehen. Wie durch ein Wunder blieb ich unbeschadet. Es war schon dunkel, und vor Angst begann ich zu schreien. Mein Handy war durch das Wageninnere geschleudert worden, ich fand es nur mit Mühe wieder. Nicht mal meine eigene Hand konnte ich vor Augen sehen, so dunkel war es, und ein anderes Auto war nicht in Sicht. Ich kroch den Abhang hoch, es regnete in Strömen. Endlich kam ein Wagen, hielt an, und ich bekam Hilfe. Inzwischen waren auch mein Vater und die Polizei informiert. Der Polizist schaute ungläubig auf mich, das Auto, die kaputten Bäume und den Abhang. Meine Mutter nahm mich später zu Hause nur weinend in die Arme. Dann schlief ich tief und fest. Am nächsten Morgen brachte mir mein Bruder das Auto, das einen Totalschaden hatte. Ich wollte nie wieder in ein Auto steigen, also tat ein Freund von mir das einzig Richtige: Er fuhr mit mir zum Unfallort. Ich schaute mir alles noch einmal genau an und fuhr noch am selben Tag eine Tour mit meinem neuen Auto. Hätte ich das nicht getan, wäre ich noch heute nicht wieder in der Lage zu fahren.

Langsam fragte ich mich, was in meinem Leben noch alles passieren musste, damit ich ein paar Lehren zog und nachsichtiger mit mir umging. Gesundheitlich war ich angeschlagen, ich hatte starken Juckreiz, meine Haut riss auf, als ob ich mich häuten würde. Irgendwann wurde es so schlimm, dass ich nur noch in die Badewanne fliehen konnte. Alles schien wieder von vorne anzufangen. Hinzu kamen plötzlich verschiedene Lebensmittelallergien. Aß ich ein Ei oder eine Birne, juckte meine Haut unerträglich. Wieder zog ich mich zurück von meinen Freunden und auch von meiner neuen Freundin. Ich konnte und wollte einfach nicht darüber reden und mich nur verstecken. Erneut kam ich in das Krankenhaus, in dem ich geboren worden war, als ließe es mich niemals los. Gegen die Reaktionen meiner Haut bekam ich Kortison als Creme und in Form von Spritzen. Der Juckreiz verstärkte sich, man musste mich regelrecht festhalten, damit ich mich nicht pausenlos am ganzen Körper kratzte. Einmal bekam ich mit, wie zwei Krankenschwestern über mich redeten. Sie meinten, ich müsse wohl Drogen genommen haben und gehöre in eine Entzugsklinik. Das brachte das Fass in mir zum Überlaufen. Ich musste mir nicht alles gefallen lassen, und das ließ ich die Krankenschwestern wissen. Was sie sich einbildeten, und dass ich hier nicht zum Spaß sei und wahrlich Besseres zu tun hatte mit meinen 21 Jahren.

Ich selbst und auch meine Haut beruhigten sich, und so konnte ich nach Hause entlassen werden. Gleich am ersten Tag fing wieder alles von vorne an. Ich wurde fast wahnsinnig, teils vor Juckreiz, teils aus Angst, das würde nun mein Leben lang so weitergehen. Meine Eltern lasen viel zu dem Thema und kamen darauf, dass sich Lebensmittelunverträglichkeiten einstellten, wenn man wie ich über lange Zeit hoch dosierte Medikamente eingenommen hatte. Wir griffen nach jedem Strohhalm, und wir versuchten nun alles an Therapien, was meine Eltern für mich ausfindig machen konnten. Nach jeder Klopf- und Drucktechnik stellte sich kurzzeitig Linderung ein, aber keine Heilung.

Wieder musste ich stationär aufgenommen werden, diesmal gleich in eine Hautklinik. Mein Vater musste das Reden übernehmen, denn ich krampfte nur noch. Die Behandlung stand ich schließlich mit Depressionen und einer tiefen Traurigkeit durch, obwohl mein körperlicher Zustand immer stabiler wurde. Mein dortiger Arzt empfahl mir eine begleitende Psychotherapie. Leichtfertig ließ ich mich auf die psychiatrische Station verlegen. Dort traf mich der Schlag. So musste man sich wohl im Gefängnis fühlen. Hier gehörte ich nicht hin. In mir kochte es, da ich alle meine Wertsachen abgeben musste und sogar für einen kurzen Spaziergang an der frischen Luft um Erlaubnis fragen musste. Ich schlich mich raus und rief heimlich meine Eltern übers Handy an. Kurz danach holte mein Vater mich ab.

Zu Hause ging es mir sofort besser. Die Erfahrung in der psychiatrischen Abteilung schien mich geerdet zu haben, und ich war schmerzfrei, und auch meine Haut besserte sich zusehends. Kurz darauf nahm ich auch mein Kraftsporttraining wieder auf. Ich musste zwar weiterhin Tabletten gegen meine Hautprobleme einnehmen, doch diese waren rezeptfrei und bei mir ohne Nebenwirkungen. Ich begab mich in Beobachtung zu einer Biomedizinerin. Schon bei meinem ersten Termin in der Praxis beeindruckte sie mich – und verängstigte mich zugleich. Sie war sehr klein, bestimmt unter 1,50 Meter, und beide Handgelenke waren deformiert und wie nach unten geknickt. Trotz dieser sichtbaren Behinderung bewegte sie alles flink auf dem Schreibtisch hin und her, wirkte positiv und wie eine starke Persönlichkeit. Mir hingegen ging es gar nicht gut, meine Gedanken drehten sich pausenlos um all meine gesundheitlichen und psychischen Probleme der letzten Zeit. Die Ärztin kannte meine komplette Krankengeschichte und sah, wie ausgeliefert ich alledem war. Sie schaute mich an und sagte fröhlich: »Robert, du wirst irgendwann mal ein Buch darüber schreiben!«

Und dass ich jemanden bräuchte, der mir half, den Dreck in mir wegzukehren. Ich wollte gar nicht mehr weg. Sie war so klug und weise, und ich wollte so viel wie möglich von ihr lernen. Sie ließ mich wissen, weshalb sie verkrümmte Handgelenke hatte. Als Jugendliche hatte sie Rheuma gehabt, damals setzten die Verformungen ein. Ich wusste, dass ich mein Leben komplett umstellen musste, um nicht so zu enden. Auch das war ein Rat von ihr. Sie ließ mich wissen, dass es möglich war, mich natürlich und ganz ohne Medikamente zu behandeln. Für sie lag die Wurzel allen Befindens im menschlichen Darm, von dem aus sich vieles nachvollziehen und diagnostizieren ließ. Ich reichte eine Stuhlprobe für einen umfassenden Allergietest bei einem Labor ein. Dieser ergab, dass ich auf so ziemlich alles allergisch war und eigentlich nur noch Wasser hätte trinken können. Meine Darmflora war vor allem aufgrund der vielen Medikamente zerstört worden. Man legte mir nahe, mich nur noch biologisch und glutenfrei zu ernähren. Ich wusste nicht, was das bedeutete und ob es schmeckte. Bis ich zum ersten Mal in ein Lupinenbrot biss. Eine neue Erfahrung, und ich wusste, dass ich lieber verhungern wollte. Wir Menschen identifizieren uns täglich mit dem, was wir essen und trinken, und mit Anfang 20 steht da nichts von biologisch und glutenfrei auf dem Plan. Doch die Ärztin gab mir viele Tipps, wo es Schmackhaftes zu kaufen gab, und nannte mir auch Nahrungsergänzungsmittel, und so betrat ich zum ersten Mal einen Bioladen. Wer träumte nicht davon, sich mit 22 endlich gesund zu ernähren und richtig durchzustarten? Anfangs hatte ich noch Rückfälle ins Fast Food, was mein Körper mit einer krassen Reaktion bestrafte. Aller Anfang war schwer, aber auch meine Eltern hielten sich an meinen neuen Speiseplan, als hätte es für sie nie etwas anderes gegeben. Innerhalb von fünf Wochen bemerkte ich eine enorme Besserung meiner Haut und meines gesamten Befindens. Nur an Arbeiten war noch nicht wieder zu denken, und so fehlte mir der Sinn im Leben, der für mich damit verbunden ist, gebraucht zu werden und etwas Sinnvolles zu tun. Stattdessen hing ich nur am Computer und chattete mit Freunden. Körperlich wurde ich immer fitter und sah auch wieder gut aus, auch innerlich ging es mir viel besser und ich fand mein Selbstbewusstsein wieder. Ich hatte via Social Media Bilder von mir ins Netz gestellt und wurde von einer Modelagentur angeschrieben. Es stellte sich heraus, dass ich für eine Mister-Wahl gecastet werden sollte. Ich hatte zwei Monate Zeit, mich darauf vorzubereiten, mehr zu trainieren und mich bewusster zu ernähren. Ich erzählte keinem etwas davon und fuhr zur »Miss und Mister Bernau«-Wahl. Das war noch nicht Mister World, aber ich war mindestens so aufgeregt. 14 Frauen und 14 Männer nahmen teil. Das Ganze fand in einem Kaufhaus statt vor einigen Hundert Leuten, Radio- und Zeitungsjournalisten.

Jeder von uns musste zwei Mal auf den Laufsteg, einmal mit Anzug, einmal mit freiem Oberkörper. Dazu musste man sich vorstellen und frei etwas von sich erzählen. Ich gewann und wurde tatsächlich »Mister Bernau 2008«. Und weil das Internet nichts vergisst, sind auch dort noch heute die Bilder und Artikel über mich von damals zu finden. Für mich öffneten sich einige Türen, fast schon träumte ich von einer internationalen Modelkarriere, und die Momente, in denen ich mich mit von Kortison angeschwollenem Gesicht verstecken wollte, schienen Ewigkeiten her. Zum ersten Mal wurde mir bewusst, dass man auch nach der scheinbar ausweglosesten Situation immer noch ein völlig neues Leben beginnen kann.

Es war erst ein Jahr her, dass ich mit einer schweren Kortisonvergiftung aus Hamburg nach Hause zurückgekehrt war. Und nun bot mir eine renommierte Eventagentur eine lukrative Arbeit an. Seltsamerweise meldete sich mein Körper sofort wieder mit Juckreiz, Hautveränderungen und Gelenkschmerzen zu Wort. Die Arbeit musste ich erst mal absagen in der Hoffnung, eine Woche später dort anzufangen. Zudem war ich für die »Mister Brandenburg«-Wahl qualifiziert, danach sollte die »Mister Germany«-Wahl kommen. Ich hatte das Gefühl, die Welt gehörte mir. Doch das Gefühl sollte bald verfliegen, denn je mehr es auf den Herbst zuging, umso kranker wurde ich. Haut und Gelenke schienen mein Lebensthema geworden zu sein. Wieder konnte ich mich nur noch zurückziehen von Freunden, meiner Freundin, meinen Plänen und Träumen. Und wieder nahm ich mehr Medikamente, bis nichts mehr half, obwohl ich mich schon seit einiger Zeit viel bewusster ernährte. Bei 1,88 Meter wog ich nur noch 59 kg. Mehr als 20 kg hatte ich abgenommen in den letzten Monaten. Die Schmerzen und Hautprobleme kehrten so massiv zurück, dass mir meine Eltern beim Zähneputzen helfen und mich zur Toilette tragen mussten. Ich war so am Boden, dass ich innerlich losließ und mich aufgab. Gibst du dich selbst tief im Inneren auf, dann hat das sofort Auswirkungen auf dein Leben. Also verschlimmerte sich mein Zustand noch weiter. Meine Eltern spürten, dass es mit mir zu Ende gehen könnte, wenn nicht ein Wunder geschah. Meine Mutter schrieb einen emotionalen Brief an die Biomedizinerin. Sie empfahl uns sofort einen Energieheiler, zu dem wir am kommenden Tag fahren sollten. Mir war alles egal, ich wollte sowieso nur noch sterben. In der Nacht zuvor hatte ich tatsächlich das Gefühl, meine letzten Momente auf dieser Welt zu erleben. Es ist heute noch unglaublich schwer für mich, diesen Zustand in Worte zu fassen: das Gefühl, das eigene Leben hinge am seidenen Faden. Ich wurde immer schwächer und bekam kaum noch Luft. Und plötzlich sah ich ihn, den Tod. Ich wusste, ich würde es nicht schaffen.

Je mehr ich versuchte, dem Bild zu entfliehen, umso deutlicher sah ich den Tod vor mir. Ich hatte große Angst und verlor innerlich die Kontrolle über meine Gedanken. Es war, als ob ich mich nun endgültig entscheiden sollte. Aus Angst vor dem Tod entschied ich mich für das Leben und schlief ein. Als ich am nächsten Morgen aufwachte, ging es mir körperlich immer noch schlecht, aber mein Kopf war frei und voller klarer Gedanken.

Mein neuer Heiler war ein sogenannter Pranaheiler. Prana[2] ist ein Begriff aus dem Hinduismus und steht für Lebensenergie. Damals war mir das völlig egal, ich hätte mich zu jedem Heiler begeben, wie auch immer er sich nannte. Gleich bei unserem ersten Gespräch bekam ich ein gutes Gefühl. Reden konnte ich kaum, so schlecht ging es mir. Meine Haut tat so weh, dass ich nur noch krampfte. Umso erstaunlicher, dass mich dieser Heiler behandelte, ohne mich ein einziges Mal zu berühren. Zwei Stunden befasste er sich mit meiner Aura. Ich spürte, wie sich jegliche Blockaden in mir lösten. Ich merkte, wie seine Energie durch meinen Körper floss, ohne dass er mich berührte.

Im Kapitel »Meditation« spreche ich unter dem Stichwort »Chakren« – das sind die Energiezentren des Körpers – von den fünf Körpern, die jedem Menschen innewohnen: dem physischen, emotionalen, mentalen, spirituellen und dem Lichtkörper. All diese Körper sind miteinander verbunden. Sorgen wir Menschen nicht gut für uns, vernachlässigen wir eine dieser Seiten in uns, dann sind wir schlapp und müde. Wer für sich sorgt, fühlt sich gut und hat mehr Lebensenergie zur Verfügung. In meinem Fall war die Energie so weit runter, dass nur noch mein Herz-Kreislauf-System wirklich funktionierte und meinen physischen Körper am Laufen hielt. Geht es uns so schlecht, sind alle fließenden wichtigen Lebensenergien blockiert und unsere Aura ist verunreinigt. Die Aura hat eine große Bedeutung hinsichtlich der eigenen Energie, weshalb Pranaheilung auch so erfolgreich ist: Jeder Mensch hat schon einmal die Erfahrung gemacht, beispielsweise beim Kennenlernen anderer Menschen in deren Nähe gleich im ersten Moment ein gutes oder schlechtes Gefühl zu haben. Dies liegt in den Energien begründet, die andere Menschen auf uns ausstrahlen, je nachdem, ob sie gute und schlechte Gefühle in sich tragen und diese über ihre Aura refelektieren.

Ich war komplett auf null, hing am seidenen Faden. Der Pranaheiler fühlte diese Blockaden und die verunreinigten Energien. Dies zu können ist eine echte Gabe und beruht auch auf intensivem Lernen. Er musste mich nicht ein einziges Mal berühren. Eine Aura hat einen Umfang, der – wenn sie sichtbar wäre – etwa zwei Meter einnehmen würde. Ein Pranaheiler begibt sich in dein Energiefeld und spürt so deine Energien, die er dann behandelt. Er nimmt sie mit seiner Hand auf und hält sie in eine beispielsweise violette Flamme. Die violette Flamme hat im Spirituellen eine der stärksten Bedeutungen und Visualisierungen. Sie ist pure Heilung. Sämtliche deiner Energien taucht der Heiler in die violette Flamme. Das alles geschieht rein energetisch, weshalb diese Heiler häufig auch Channelmedien sind, deren Arbeit ich im Kapitel »Channeling« erläutere.

Nach stundenlanger Behandlung konnte ich zum ersten Mal nach langer Zeit wieder lächeln. Ich spürte in mir mehr Energie und fragte den Heiler, wie das möglich war. Er erzählte mir mehr über Prana, die Energie, die überall existierte, so auch in jedem Menschen. Verließ den Menschen diese Lebensenergie, wurde er krank und starb. Er sprach von Menschen, in deren Aura Schmerzen regelrecht gespeichert sind. Mit seiner Technik würden diese unheilvollen Speicher geknackt und die Aura gereinigt.

Ich schöpfte neue Hoffnung. Doch die Erfüllung dieser Hoffnung war an Kosten gebunden, die keine Krankenkasse übernahm. Es war wie eine Fügung, dass meine Mutter zu dieser Zeit Geld erbte. Von der Krankenkasse hatten wir keine Unterstützung für die Alternativen zu all den Krankenhausaufenthalten, die nicht geholfen hatten, zu erwarten. Denn das Prinzip war, mit kranken Menschen Geld zu verdienen und dabei immer neuere und teurere Medikamente zum Einsatz und damit in den Handel zu bringen. Wäre die Menschheit gesund, hätten Krankenkassen weniger Kunden und hießen stattdessen Gesundheitskassen.

Fünf Mal in der Woche behandelte mich der Heiler jeweils zwei Stunden lang. Schon einen Monat später fühlte ich mich wie neugeboren. Ich genoss die normalsten Dinge der Welt wie Zähne putzen, aus einem Glas trinken, allein zur Toilette gehen. Ich begann für die Eventagentur zu arbeiten, nahm wieder am Leben teil und traf mich wieder mit meinen Freunden. In meinem Heiler hatte ich zugleich einen Meister fürs Leben gefunden. Ich lernte alles über Energiearbeit von ihm und alles über Heilung und die ungeahnten Möglichkeiten jenseits der Pfade der konventionellen Behandlungen. Er gab mir jede Menge Bücher zu lesen. Ich befasste mich zum ersten Mal mit der Unendlichkeit des Universums und dem Staubkorn, das die Erde mit uns Menschen darauf darstellte. Erfuhr, dass man Bestellungen beim Universum abgeben konnte und diese sich erfüllten, wenn man nur fest daran glaubte. Ich spürte ein Kribbeln und dass ich wohl gerade einen spirituellen Weg einschlug. Noch nie hatte ich mich damit befasst, was zwischen Himmel und Erde existierte und nicht medizinisch, biologisch oder physikalisch zu erklären war. Mein Heiler wurde immer mehr zu meinem Lehrer. Er war ein exzellenter Beobachter und las sehr viel in den Menschen, die er behandelte. Ohne die Person vorher zu kennen, sah er bei jeder sofort, was deren Problem war. Er war ein hellfühliger Mensch, und dieses Talent faszinierte mich. Ich wusste, dass dies ein Weg war, den ich so schnell nicht wieder verlassen würde, wenn ich ihn erst einmal eingeschlagen hatte.

Einmal fuhr mich mein Vater zu dem Heiler, weil mein eigenes Auto kaputt war. Mein Vater wollte gerade rausgehen, als der Heiler ihn zurückhielt. Er wollte ihn untersuchen und schickte mich deshalb währenddessen hinaus. Als mein Vater wieder rauskam, war er kreidebleich. Er hatte gerade erfahren, dass er kurz vor einem Herzinfarkt stand. Sein Hausarzt bestätigte ihm kurz darauf seinen bedrohlichen Gesundheitszustand. Nach einigen Behandlungen war die Gefahr behoben. Der Stress mit mir war an meinem Vater nicht spurlos vorübergegangen. Mir empfahl der Heiler schließlich ein Seminar in Energieheilung, das er selbst erst kürzlich in einem Seminarzentrum im Harz besucht hatte. Ich war soweit und wollte nun auch den ganzen Weg zu meiner Heilung gehen. Alles in mir schrie danach, dieses Seminar zu besuchen und dabei noch mehr über mich, meinen Körper und meine Seele zu erfahren. Zum ersten Mal folgte ich meinem Bauchgefühl, jenem ersten Eindruck, den man von einer Sache hatte und das oft das entscheidende war. Wir alle haben ein ganzes Leben lang Zeit, um zu lernen, und ich bin im Nachhinein froh, dass dieser Prozess in mir noch früh genug begann.

Ich fuhr zu einem sogenannten »Katharsis-Wochenende« ins Seminarzentrum »Neue Erde«. Spirituell gesehen stand ich noch völlig am Anfang meines Weges. Ich war weit davon entfernt, gelassen an neue Erfahrungen heranzugehen. Immer noch kamen viele Ängste in mir hoch und jene Glaubenssätze, denen zufolge doch sowieso nichts klappte, was ich in Angriff nahm. Ich war noch lange nicht geheilt, nahm nach wie vor starke und zu viele Tabletten gegen meine Hautprobleme und litt unter deren Nebenwirkungen. Meine Gedanken waren völlig ungeordnet, doch ich sah als letzten Rettungsanker das Seminar und dessen Möglichkeiten für meine Heilung. Im Vorfeld musste ich all meine Allergien auflisten, damit für mich ein spezieller Speiseplan erstellt werden konnte.

Der Empfang im Seminarzentrum war herzlich. Ich spürte augenblicklich, dass die Uhren hier anders tickten. Bei einem gemeinsamen Essen lernten wir Teilnehmer und Seminarleiter uns kennen. Alle Speisen waren vegan und bio.

Ich nahm gleich in der ersten Reihe Platz, direkt neben dem Gründer und Leiter des Zentrums. Mir durfte nichts entgehen, wusste ich, ich sah es als meine letzte Chance. Die Energie, die ich von Anfang an wahrnahm, war überwältigend. Ich hatte keinerlei Berührungsängste, sondern öffnete mich sofort und sprach vor etwa 20 Menschen, was früher undenkbar war. Schließlich brach ich in Tränen aus, als bräche ein Damm in mir, hinter dem viel zu lange Aufgestautes lag. Es war befreiend für mich. Ich sollte Wünsche darüber äußern, was das Seminar mir bringen sollte. Ich wünschte mir Heilung und dass es in meinem Leben wieder vorangehen sollte. Mit verbundenen Augen saßen wir im Kreis und hielten uns an den Händen. Dabei lief sphärische Musik, zu der wir meditierten. Ich lernte, die Energie fließen zu lassen, sie in der einen Hand aufzunehmen und sie über die andere wieder abzugeben. In mir kam alles hoch, was ich über die Jahre verdrängt hatte. Ich wurde Zeuge, wie große, starke Männer niederknien mussten, da sie die Energie nicht fließen lassen konnten, weil ihr System blockierte. Es folgten Atemübungen, wir ließen uns auf unsere Gemeinschaft ein, folgten gedanklich der Musik und konnten alle anderen Gedanken ziehen lassen. Dieser Prozess schmiedete uns als Gruppe zusammen. Bis zur Erschöpfung konnten wir brüllen, tanzen und mit Fäusten auf Kissen boxen. Alles in den letzten Jahren Aufgestaute konnte sich entladen an diesem magischen Wochenende. Ich fühlte mich wie neugeboren und konnte vor Energie kaum einschlafen. Ich wusste nicht, was mit mir passierte. Ich lernte alles über das Leben und seine Energie und wie alles spirituell miteinander verbunden war. Eine Übung hatte die Rückführung in den Mutterbauch zum Thema, was für mich die Rückführung zu meiner traumatischen Geburt bedeutete.

Als wir zum Ende des Seminars ein Feedback vom Wochenende geben sollten, konnte ich vor Heiserkeit kaum reden, so sehr hatte ich mir meine Blockaden aus dem Leib gebrüllt. Ich war voller Liebe und hatte mich noch nie zuvor so geheilt und von innen heraus erlöst gefühlt. Ich kam mir wie ein vor Energie und Liebe leuchtender Engel vor. Bei der Rückkehr nach Hause und damit in mein gewohntes Umfeld spürte ich bereits, dass etwas grundlegend anders war. Schon beim Anblick der Medikamentenpackung empfand ich Abneigung. Mein Körper wollte diese Chemie nicht mehr. Meine Vernunft war noch nicht ganz so »bekehrt« wie der Rest meiner Psyche, denn sie flüsterte mir ein, dass es unmöglich war, über Nacht eine Gewohnheit einzustellen. Schon bei den ersten Beschwerden würde ich mich wieder auf hilfreiche Medikamente verlassen. Nur zur Sicherheit nahm ich die letzten beiden Tabletten ein, mit denen ich meinen Hautausschlag in Schach hielt, doch die Einnahme fühlte sich so lächerlich an, dass ich seitdem keine einzige Tablette mehr genommen habe und dabei keinerlei Entzugserscheinungen hatte. Hatte ich vor dem Seminar noch unter unzähligen Lebensmittelallergien gelitten – nur Apfel, Gurke, Zucchini, Kartoffeln, glutenfreie Nudeln und Reis hatte ich gefahrlos essen können –, waren auch diese nun verschwunden.

Keine Medikamente mehr.

Keine Allergien mehr.

Wie war das möglich?

Der Zustand meiner Gelenke verbesserte sich. Ich wurde natürlich gleich wieder leichtsinnig und griff auch zu ungesunden Speisen, wie ich sie früher geliebt hatte. Und dabei genoss ich jeden Augenblick. Als sich aufgrund meiner mangelhaften Ernährung erneut ein körperlicher Rückfall andeutete, nahm ich zu dem Seminarzentrum Kontakt auf.

Dort und bei meinem Pranaheiler bekam ich sofort Rat und Behandlung.

Ich begann wieder mit dem Kraftsport und fuhr regelmäßig Fahrrad. Ich hatte ein völlig neues Bewusstsein für meinen Körper entwickelt und danke dem Universum jeden Moment meines Lebens für diese außergewöhnliche Erfahrung. Meine Psyche, meine Gedanken und meine Gefühlswelt hatten sich komplett gewandelt: Ich war nun sensibler und stärker zugleich. Seitdem achte ich darauf, welche Handlungen und Gedanken Energie kosten und welche mir Energie bringen. Ich wurde zusehends gesunder und fitter. Die Behandlungen meines Heilers brauchte ich nicht mehr. Nur im Seminarzentrum rief ich noch von Zeit zu Zeit an, wenn ich einmal nicht weiterwusste oder einen Rückfall in alte Muster befürchtete. Von dort bekam ich das Angebot, für eine Woche ins Seminarzentrum zu kommen. Es gebe einen veganen Kochkurs und ein Yogaseminar. Mein Kopf sagte, ich solle mich endlich um mein normales Leben kümmern, Pläne für meine berufliche Zukunft schmieden, mich ernsthaft mit dem Geldverdienen befassen. Mein Herz sagte, ich solle dem Ruf folgen und die Kurse belegen. Also verbrachte ich zum ersten Mal in meinem Leben eine längere Zeit in einem Spirituellen Zentrum. Das Zentrum lag in einem Dorf mit etwa 200 Einwohnern und war umgeben von Bergen. Die saubere Luft und das reine Wasser taten mir außergewöhnlich gut. Hier ließ sich ordentlich Energie tanken. Als ich Tage später wieder zu Hause duschte, hatte ich das Gefühl, mich mit Schmutzwasser zu waschen, weil das Wasser im Harz so unglaublich glasklar gewesen war.

Jeden Morgen hatten wir eine Stunde lang meditiert. Ich bin ein absoluter Zappelphilipp, und hier lernte ich, eine Stunde lang bewegungslos auf einem Stuhl zu sitzen, durch die Nase zu atmen und mich dabei auf mein Herz zu konzentrieren. Bis es mir gelang, hatten alle viel Geduld mit mir. Ich lernte die Schönheit von Gartenarbeit kennen und mich dabei zu entspannen. Das Thema Essen war ein ganz eigenes für mich. Ich war ein junger Mann, auch ziemlich eitel, wollte immer stark, groß und muskulös aussehen. Zu Hause aß ich immer enorm viel und galt als Raupe Nimmersatt. Im Zentrum musste ich mich umstellen. Gegen 18 Uhr gab es die Hauptmahlzeit, mittags hingegen nur eine Kleinigkeit. Mir war das zu wenig. Ich musste zwischendurch immer wieder essen. Ein weiteres Thema waren meine Glaubenssätze und mein dominantes Ego. Alles, was mir in meinen Gesprächen und Maßnahmen begegnete, kostete mich Energie, die ich mir in Form von Essen wieder zuführte. So war ich strukturiert. Heute ist es für mich überhaupt kein Problem, einmal bis zu 20 Stunden nichts zu essen. Dabei nehme ich kein Gramm ab, denn alles spielt sich im Kopf ab. Ich lernte, Küchenarbeit zu schätzen und das Kochen an sich als Teamerlebnis. Über Jahre hatte ich Leute, die in der Gastronomie hinten in der Küche arbeiteten und die man nie zu sehen bekam, die immer nur zu schwitzen und sich anzubrüllen schienen, als Sklaven einer ganzen Industrie betrachtet und nie das Gefühl gehabt, so eine Arbeit könne jemandem Spaß machen. Jetzt empfand ich das alles völlig anders, abgesehen davon, dass ich großen Respekt für die Küchenangestellten, Köchinnen und Köche auch jenseits der großen Sterneküche hatte. Außerdem fanden in der Küche des Seminarzentrums wie in jeder Küche immer die besten Partys statt. Bis dahin hatte ich nie gekocht, sondern das Kochen stets als eine minderwertige Tätigkeit abgetan. Es war nicht im Entferntesten abzusehen, dass ich eines Tages ein leidenschaftlicher und noch dazu veganer Koch werden sollte. Die Küchenarbeit erdete mich. Ich fühlte die Liebe zu den Lebensmitteln, die uns nähren und uns von der Erde zur Verfügung gestellt werden, und so spürte ich auch Liebe zu mir selbst. Ich lernte biologisch und vegan zu kochen und die Küche als einen großartigen Ort kennen, wo Egos jeglicher Art hart aufeinanderprallten, da wir Menschen uns sehr stark über unser Essen definieren. So war ich das eine oder andere Mal dabei, wie sich Streit innerhalb kurzer Zeit in friedliche Zusammenarbeit verwandelte.

Im Yogakurs schloss ich Freundschaft zu Menschen, die so alt wie meine Eltern waren, was überhaupt keine Rolle spielte, da wir uns dort auf einer Ebene begegneten, in der meine Vorurteile komplett außen vor waren. Im Kurs war ich steif und hart wie ein Brett, obwohl ich zu den Sportlichsten in der Runde zählte. Ich wusste noch nichts vom »Außen wie Innen«, was bedeutet, dass erst innerer Frieden für einen entspannten Körper sorgt. Jeden Morgen nach der Meditation machten wir Yoga zusammen. Selbst bei den einfachsten Übungen hatte ich das Gefühl, mein Körper bräche gleich in der Mitte auseinander. Trotzdem spürte ich schon nach der ersten Übung sofort mehr Energie und war entspannt. Unser Lehrer hatte bereits in der DDR ein Yogazentrum gegründet. Er machte mit uns Wanderungen durch den Harz, den er wie seine Westentasche kannte. Mein Körper signalisierte mir, nicht genug davon bekommen zu können – als wäre ich einer neuen Abhängigkeit verfallen, nur dass diese gesünder war als die von Medikamenten. Selbst bei schönem Wetter hatte ich früher immer nur drinnen gehockt und am Computer gesessen. Jetzt hatte ich die Natur gleich vor der Tür, doch fragte ich mich schon, wie es zu Hause weitergehen sollte. Im Zentrum gab es einen Kraftraum, in dem ich trainieren konnte, und mein Lehrer im Seminarzentrum war mir auch hier Ansprechpartner. Er motivierte mich, dieses Training zu Hause weiterzumachen und auch die Natur nicht gleich wieder aus dem Auge zu verlieren. Er triggerte Themen in mir an, von denen er eigentlich nicht wissen konnte, dass sie mich bewegten. Mein Lehrer schien mir meine vergangenen gesundheitlichen und psychischen Probleme anzusehen. Jeder hier betrachtete mich als normal, als ob mir nie etwas Schlimmes widerfahren wäre. So lernte ich, nicht immer nur mein Leid in den Vordergrund zu stellen und mich beim Warten auf eine Lösung nicht gleich wieder unter Druck zu setzen. Ich lernte, den Dingen und Prozessen im Körper Zeit zu geben.

Hier wurde mir gespiegelt, wie viele neue Wege ich bereits beschritten hatte und wie offen ich dadurch für Neues geworden war. Als steckte dahinter ein Plan, der nun aufzugehen schien. Um mich auf meine Rückkehr in das gewohnte Leben vorzubereiten und damit ich meine neuen Ansätze auch dort beibehielt, nahm ich an einer »1:1-Deep-Touch-Sitzung« teil, die zwei Stunden dauerte. Sie begann mit dem ersten langen Gespräch, das ich je über meine Zukunft führte, und darüber, was ich im Leben alles Wichtige umsetzen sollte, damit es für mich weiterging. Es folgte eine lange, geführte und gesprochene Meditation mit einer Energieübertragung durch Handauflegen. In dem Gespräch führte mich der Leiter durch meine Ängste. Er machte mir deutlich, dass es für mich Zeit war, wieder zu arbeiten und Geld zu verdienen wie jeder andere. Ich müsse endlich zurück in normale Strukturen, sonst ginge es für mich im Leben nicht voran. Er motivierte mich ungemein. Das war wichtig, denn die Energie des Gespräches nahm ich direkt mit in die anschließende Meditation. Ich lernte, dass und wie ich meine Zukunft programmieren und mir ganz bewusst mein eigenes Leben erschaffen konnte. In der Meditation klinkte ich mich aus dem Hier und Jetzt aus: Ich flog durch das ganze Universum von einem Planeten zum nächsten. Als ich wieder zu mir kam, hörte ich als Erstes den Satz. »Dein neues Leben kann beginnen, Robert.«

Ich weinte. Diesmal nicht aus Schmerz oder Verzweiflung, sondern vor Glück. Diese zehn Tage hatten mich sehr verändert. Ich sah die Welt mit anderen Augen. Neben all meinen Lehrern, Ärzten und Therapeuten war ich vor allem meinen Eltern dankbar. Wären sie nicht ohne Vorurteile jeden Schritt mit mir mitgegangen, wäre ich nicht da, wo ich heute bin. Man kann selbst viel machen, aber es ist immer entscheidend, wer einen dabei unterstützt. Ich musste meiner Mutter und meinem Vater bei meiner Rückkehr nur in die Augen sehen und wusste, wenn das Kind krank ist, werden auch die Eltern krank. Ist das Kind wieder gesund, dann sind es auch die Eltern. Diese Verbindung ist die stärkste menschliche Bindung und zugleich ein unerklärlich schönes Gefühl, das sich jeder Mensch immer wieder in Erinnerung rufen sollte. Diesen Sommer konnte ich genießen wie keinen anderen zuvor. In allen Bereichen meines Lebens ging es mir besser. Meine Lebensqualität verdiente zum ersten Mal ihren Namen.

Die Eventagentur gab mir wieder Aufträge, die ich nun auch annehmen konnte. Mein Bruder bot mir Arbeit an, und auch ihm sagte ich zu. Ich hatte zwei Jobs, war voller Energie und endlich wieder belastbar. Natürlich hielt sich diese neue Lebensenergie nicht von allein, nur weil ich mal ein Seminar besucht hatte. Ich musste täglich etwas dafür tun. Ich arbeitete vier Tage in der Woche und machte an den Tagen für jeweils eine Stunde Kraftsport. Weil ich an den Arbeitstagen sowieso aufstehen musste, stellte ich mir den Wecker bereits auf vier Uhr morgens. Ich machte Yoga und jeden Morgen eine geführte Heilungsmeditation, die ich aus dem Seminarzentrum mitgebracht hatte. Ich entdeckte den Wert dieser Morgenroutine. Intuitiv fand ich diesen Weg, um die neuen Herausforderungen körperlich und energetisch bewältigen und diesmal bestehen zu können.

Ich hatte gelernt, dass ich Energie investieren musste, um Energie zu bekommen und letztendlich gesund zu werden. Der Mensch muss täglich für sich sorgen, sonst kann er nicht für andere da sein. Ich schaffte die Arbeit und das Training. Von meiner Heilung konnte ich nicht jedem erzählen, auch keinem der Ärzte, die mich einst mit Medikamenten behandelten. Zugegebenermaßen stand ich auch noch nicht so offen wie heute zu den Heilmethoden, deren

Wirkung ich gerade erfuhr. Ich hatte Bedenken, Menschen damit zu überfordern. Vieles ließ sich schulmedizinisch nicht erklären und hätte in den Augen mancher wie Scharlatanerie gewirkt. Wer mich aber fragte, erhielt auch eine Antwort.

Ich war mein eigener Heiler geworden. Ich lernte zu erfühlen, was mich Energie kostete und was mir Energie brachte. Ich lernte auch, meinem Körper gegenüber dankbar zu sein. Ich hatte ihn über Jahre mit Medikamenten und schlechter Ernährung belastet, und nun regenerierte er sich spürbar, als wäre es das Normalste von der Welt.

Ein Jahr später fuhr ich wieder zu einem Retreat in das Seminarzentrum. Yoga und Wandern standen auf dem Plan. Hier konnte ich Körper, Geist und Seele wieder mit der Natur in Einklang bringen und flog regelrecht vor Energie. Wieder war ich altersmäßig das junge Küken, fühlte mich im Herzen aber bereits wie ein alter Hase, ganz so, als ob ein Teil von mir schon immer da war.

In der Vorstellungsrunde berichteten Teilnehmer, wie sie bis zu einem Jahr nach ihrem ersten Seminar von der damals aufgebauten Energie zehrten, und das, ohne dass sie viel in ihrem Leben ändern mussten.

Wir begannen jeden Tag mit Standyoga am frühen Morgen draußen im Garten. Es waren Yogaübungen des Hatha-Yoga, bei denen man sich im Stehen dehnt und in der Dehnung bleibt. Dabei war es wichtig, bewusst ein- und auszuatmen. Schon beim bewussten Atmen lösten sich Schmerz und Blockaden auf, und die Energie begann zu fließen. Der Körper entspannte sich, und man fühlte sich gut und mit den Füßen im Gras auf der schönen Wiese auch geerdet. Die nächsten Übungen folgten im Haus auf dem Boden, bevor wir alle zur Meditation übergingen. Im Haus selber haben wir nach den Standstellungen immer drinnen im Haus auf dem Boden weitergemacht. Danach kam die geführte Meditation. Yoga und Atemübungen ließen sich später zu Hause im eigenen Garten, auf dem Balkon oder an einem schönen Platz am offenen Fenster praktizieren. Sich als Mann auch mal zusammenzureißen, lernte man hier auch, zum Beispiel, wenn die legendäre »Männergrippe« Thema war – für mich das beste Beispiel dafür, dass Heilung auch im Kopf passierte.

Oft aß ich gleich nach dem Aufstehen aus lauter Angst, ich könnte verhungern. Drei Tage später merkte ich, dass ich durch morgendliches Yoga und Meditation genug an Energie aufbaute, dass ich bis zum Mittagessen gar nichts weiter brauchte. Nach dem Essen gingen wir auf märchenhafte Wanderungen. Ich konnte mich nicht sattsehen an der Natur. Wir machten Übungen im Freien und führten wunderbare Gespräche. Mancher kam mental und auch physisch an seine Grenzen. Die richtigen Übungen und Gespräche verschoben diese Grenzen, und so hielt jeder ohne Probleme durch. Es wurde biologisch und vegan gekocht, und jedes Essen wurde zum Festmahl, wenn wir abends von der Wanderung zurückkehrten. Ich konnte wieder alles essen, hatte keinerlei Allergien mehr.

Später am Abend und vor dem Schlafengehen sangen wir eigens komponierte Mantren und tanzten dazu. Ich selbst hatte es zu Beginn belächelt und wäre am liebsten immer gleich ins Bett gegangen, statt singend durch die Gegend zu hüpfen. Doch der Wert dieser spirituellen Erfahrung erschloss sich mir schnell. Dieses Ritual rundete den Tag ab, der mit Meditation und Yoga begonnen und uns eine körperlich herausfordernde Wanderung beschert hatte. Die Musik am Abend führte mir die ausgleichende Energie zu, und anfangs konnte ich danach vor Aufregung kaum einschlafen.

Ich hatte Kraft zum Bäumeausreißen. Noch nie im Leben hatte ich so viel Energie zur Verfügung gehabt, gerade so, als hätte mir jemand einen Turbomotor eingebaut.

Die Arbeitswelt aus zwei Jobs war hingegen doch nicht, was ich mir erträumt hatte. Von Woche zu Woche ging die aufgebaute Energie flöten, ich musste früher aufstehen und Energiearbeit leisten, um den Tag überhaupt zu bewältigen. Trotzdem blickte ich voll

Stolz auf meine starke persönliche Entwicklung der letzten Monate zurück. Dieser Blick machte mich aber auch traurig, war ich doch allein mit meiner Geschichte. Ich hatte so viel an eigener Erfahrung und neuem Wissen angehäuft und konnte beides nicht weitergeben. Es war eine andere Wahrheit, die ich bezüglich Heilung und Gesundheit erfahren hatte. Die Schulmedizin mit alternativen Heiltherapien zu koppeln war für mich das Nonplusultra, und ich sah die Menschen, die wie ich in der Vergangenheit unter den verschiedensten Krankheiten gelitten hatten, mit anderen Augen. Die Lösung lag so nah und war doch so schwer zu erreichen. Letztlich war ich selbst aufgrund einer komplizierten Geburt und der Entscheidung der damaligen Ärztin, keinen Kaiserschnitt zu machen, zu meinem heutigen Wissen gekommen. Mein Ego hätte mich ohne dieses Wissen zu einem ganz und gar oberflächlichen Menschen gemacht. Schulmedizin rettete nach Unfällen und Bränden, nach Herzinfarkten und Schlaganfällen täglich Millionen von Leben weltweit. Und mit alternativen Heilmethoden wurde viel Scharlatanerie betrieben. Diese beiden Bilder standen sich auch in meinem Kopf einst als Klischees gegenüber. Heute wünschte ich, beide Seiten könnten im Sinne der Heilung von Menschen näher und vorurteilsfrei zusammenrücken. Körper, Geist und Seele des Menschen sind im Heilungsprozess – genauso wie im gesunden Zustand – nicht voneinander getrennt, sondern bilden eine Einheit. Sie sollten daher auch als Einheit behandelt werden.

Ich kümmerte mich um eine geregelte Arbeit und begann als Lagerist bei einer Supermarktkette. Die Arbeit war körperlich anstrengend und mit vielen Überstunden verbunden. Zur selben Zeit bot das Seminarzentrum eine Ausbildung zum Lehrer der Neuen Energie an. Ich trug mich dort ein und widmete fortan die Wochenenden meiner Ausbildung. In der Woche stand ich morgens um drei Uhr auf und meditierte, machte Yoga, dann gegen sechs ging ich zur Arbeit. Die Wochenenden gehörten meiner Ausbildung, dem Sport und meinen Freunden. Ich hatte genug

Energie für eine mir völlig neue Selbstdisziplin, und so schaffte ich alles.

In meiner Ausbildung erlangte ich ein noch viel tieferes Verständnis für Energie, Spiritualität und Gesundheit. Manchmal schien mir der Kopf zu platzen, ich kam kaum hinterher, mir alles zu notieren, zu verinnerlichen und in der Praxis auszuprobieren. Aus der Gruppe entstanden wunderbare Freundschaften, ich fühlte mich wie zu Hause, obwohl ich schon rein optisch nicht zu den anderen zu passen schien. Weil wir alle in der Woche einen ganz anderen Alltag zu bewältigen hatten, der uns forderte und ablenkte, bekamen wir jedes Mal Hausaufgaben und praktische Übungen mit. Ich schrieb Tagebuch und notierte dort auch die Ergebnisse der Übungen, die ich täglich absolvierte. Ich fühlte mich immer stärker mit meinem Geist – dem neuen Spirit in mir – verbunden, konnte schließlich Auren und Farben sehen, die mich in meiner Lebenswelt und meinem Umfeld umgaben. Meine Vorurteile bremsten mich nicht mehr aus, ich schraubte meine Erwartungen an mich selbst herunter, so entstand weniger Druck, und hielt mein Energielevel immer auf gleichem Niveau. Ich lebte zwei Leben gleichzeitig. Trotzdem erwischte mich eine schwere Grippe, und jetzt rede ich nicht von der »Männergrippe«, sondern von einem Zustand, in dem ich weder arbeiten noch Sport machen konnte. Das Ganze zog sich einen Monat lang hin, und sofort danach begann die zweite Stufe meiner Ausbildung zum Lehrer der Neuen Energie. Meinen Lagerjob hatte ich gekündigt. Die Arbeit war hart gewesen und hatte mich körperlich zu sehr an Zustände aus meiner Vergangenheit erinnert. Ich hatte dabei zumindest gelernt, wie schwer manche Menschen jeden einzelnen Euro verdienen mussten, und für die Frauen in diesem Job hatte ich höchsten Respekt. Sie wuchteten pro Schicht um die 500 Kartons mit Gewürzgurken, sechs bis acht Gläser im Karton, auf den Wagen und fuhren sie durchs Lager zum Lkw. Ich konnte kaum mithalten. Manche waren alleinerziehende Mütter, auf die nach so einer Schicht noch der

Haushalt und die Kinder warteten. Sie konnten es sich kaum erlauben, mal krank zu sein. Für mich ist der schwerste Job der Welt, ein Kind großzuziehen – und der folgte bei ihnen noch nach der eigentlichen Arbeit!

In der zweiten Stufe der Ausbildung widmeten wir uns dem Fühlen. Bei diesen intensiven Übungen konnte sich das eigene Leben nur noch verändern. Das spirituelle Fühlen zu erklären ist, wie einem zwölfjährigen Kind verständlich machen zu wollen, dass es sich in den kommenden vier Jahren zum ersten Mal bis über beide Ohren verlieben wird. Es lässt sich nicht erklären, es kann nur erlebt werden. Meine Gefühlswelt veränderte sich von Woche zu Woche etwas mehr hin zu einem neuen Bewusstsein. Einerseits wurde ich innerlich gefestigter, andererseits aber auch viel sensibler. Ich war nur noch auf die Ausbildung konzentriert. Zu Hause bei meinen Eltern spürte ich keinen Sinn in meinem sogenannten Alltag. Ich fand nichts zu tun, was auch nur im Ansatz meiner Ausbildung entsprach, hatte keinerlei Vorstellung von meiner beruflichen Zukunft.

Erst einmal aber hielt ich stolz und erfüllt das Zertifikat als Lehrer der Neuen Energie in der Hand. Zu Hause verflog meine Freude. Die Realität im Alltag sah anders aus als die im Seminarzentrum. Ich lebte wie ein Alien in einer Gesellschaft, die Leute wie mich noch verurteilte, als gehörten wir einer Sekte an und seien gehirngewaschen. Mir fehlten Gleichgesinnte. Der Einzige, mit dem ich darüber reden konnte, war der Pranaheiler, der mir das Leben gerettet hatte. Ich wurde immer trauriger. Mein Körper reagierte wieder mit Schmerzen. Mein Bruder half mir jobmäßig mal wieder aus der Patsche. Ich arbeitete in seiner Firma und zusätzlich als Kellner auf einem Schiff. Doch meine körperlichen und seelischen Schmerzen wurden stärker. Dieses Leben war für mich noch nicht stimmig. Ich zog mich für ein halbes Jahr zurück und hielt auch keinen Kontakt mehr zu Freunden. Ich folgte meinem Instinkt, ließ zu, dass das Leben mich lenkte, und griff nicht mehr ein.

Mein Freund, der Pranaheiler, bot regelmäßige Treffen zur spirituellen Weiterentwicklung an. Ein Segen für mich und meinen weiteren Weg, und sofort fühlte ich mich nicht mehr so allein. Es schien, als reagierte ich auf mein altes Leben allergisch. Wie war das nur möglich, wo ich doch so viel gelernt hatte?

Ich lernte, zum ersten Mal richtig und in tiefer Stille zu meditieren. Ich begann mit fünf Minuten täglich und steigerte die Meditationsdauer von Tag zu Tag um eine Minute, bis ich eine Stunde erreicht hatte. Schnell spürte ich den riesigen Unterschied zwischen einer geführten Meditation, die ich hörte oder in einer Gruppe praktizierte. Nun war ich ganz auf mich konzentriert und schaffte dadurch einen intensiveren Kontakt zu meinem Herzen und meiner Seele. Meine Selbstheilungskräfte erwachten, ich ging wieder raus in die Natur und machte auch wieder Yoga. Es tat gut, aber es reichte noch nicht, dass ich mich wieder wohlfühlte. Es war das Jahr der Fußball-WM, und ich war immer ein großer Fan dieses Sports. Auch wenn man spirituell lebte, bedeutete das nicht, sich in einer Höhle zu verkriechen und den ganzen Tag allein vor sich hin zu meditieren. Spiritualität wächst im Alltag, den jeder Mensch lebt. Und dazu gehören Gemeinsamkeit, Spaß, Wetteifern und Freude an so etwas wie Fußball gucken und zusammen grillen. Zu diesen Anlässen hatten wir uns immer in der Familie getroffen. Ich aber war so sehr mit mir beschäftigt, dass ich nicht lange blieb, was alle verwunderte. Auch für normale Treffen mit der Familie musste ich mich mittlerweile energetisch vorbereiten, als ob ich zu einer ungeliebten Arbeit ging. Ein Teil von mir wollte dieses Leben nicht mehr. Bei einem Spiel, das wir gemeinsam schauten, war mir alles zu viel, und ich stopfte das Grillfleisch nur so in mich hinein. Am nächsten Tag wachte ich mit Gelenkschmerzen auf, die jeden bisherigen Schmerz in den Schatten stellten. Mein Entschluss stand fest: Ich würde das Fleischessen einstellen und mich nur noch bio und vegan ernähren. Nach der Ernährungsumstellung gingen meine Schmerzen aber nur etwa um die Hälfte zurück, und bald wusste ich nicht mehr weiter. Ich fuhr mit Freunden aus der Ausbildung für zwei

Wochen an die Ostsee. Ich blühte auf, weil ich wieder mit Gleichgesinnten zusammen war. Es ging aufwärts, doch ich war noch nicht wieder auf dem Damm. Eine Woche darauf fuhr ich zu einem weiteren Katharsis-Seminar in den Harz.

Wir Menschen haben Angst vor Veränderungen, aber manchmal ist der Bonus nicht mehr groß genug, um abwarten zu können, wenn der Körper zu einem spricht. Vor Beginn des Seminars führte ich ein persönliches Gespräch mit dem Leiter. Es tat mir gut, und ich versöhnte mich wieder mehr mit meinem Leben. Kaum zu Hause, spürte ich aber nicht mehr den Heilungseffekt wie zuvor: Was war nur los mit mir? Mehr konnte ich doch nicht tun, als mich intensiv mit meiner Heilung zu beschäftigen, mich ausgewogen vegan und biologisch zu ernähren, zu meditieren und Yoga zu machen. Nach den zwei Wochen an der Ostsee träumte ich davon, dort zu leben und immer von Menschen, die so dachten wie ich, umgeben zu sein und gemeinsam mit der Gruppe das Zentrum zu unterstützen. Von da an träumte ich jede Nacht, konnte mich jeden Morgen an einen Traum erinnern. Die Träume wurden zunehmend realer, fühlten sich immer mehr wie echte Zukunftspläne an. »Deine Seele arbeitet«, beruhigte mich mein Seminarleiter. Je mehr ich von meinen Plänen träumte, umso besser ging es mir. Mein Verstand wollte sich so ein Leben allerdings nicht vorstellen. Trotzdem wollte ich nicht mehr weg, als der letzte Tag im Seminarzentrum angebrochen war. Das war noch nie passiert. Wie oft war ich jetzt schon hier gewesen, hatte in fast zwei Jahren alle Seminare mitgemacht, bei denen es für mich zwar nichts Neues, aber jede Menge eigener Entwicklung gab und zur richtigen Zeit am richtigen Ort alles zusammenpasste. Diesmal ging mir bei meiner Abreise ein Licht auf: Seit zwei Jahren hatte mein Leben einen roten Faden. Obwohl mein Kopf »Nein!« sagte, fasste ich den Entschluss, alles Erdenkliche zu versuchen und hierhin zu ziehen.

Für alles, was man im Leben tut, muss man sich entwickeln. Dafür hatte ich Zeit gebraucht, und die sollte sich jeder nehmen. Eine

Fähigkeit, die Fluch und Segen zugleich war, war mein Talent, gut planen zu können. Ich verordnete mir noch vier Wochen Bedenkzeit, um mir noch sicherer zu werden, und dann wollte ich im Zentrum fragen, ob mein Einzug überhaupt infrage kam. Andere Teammitglieder hatten mir bereits signalisiert, dass man da nicht einfach so einziehen konnte. Trotzdem tauchten während meiner täglichen Meditation und den nächtlichen Träumen immer wieder Bilder in meinen Kopf auf, auf denen ich sah, wie ich dort lebte.

Nach einem Monat rief ich an und erhielt ein zögerliches »Ja« sowie die Bitte, ein paar Tage später noch mal anzurufen, da alle im Zentrum befragt werden mussten, ob sie einverstanden waren. Am Ende wurde mir ein Zimmer für drei Monate zur Probe angeboten. Zum ersten Mal hatte ich in dieser Zeit keinen Kontakt mehr zu meinen Freunden von früher. Mein Körper hatte stark auf unsere Gemeinschaft reagiert, also hatte ich schweren Herzens die Entscheidung getroffen, mich aus unseren gemeinsamen Unternehmungen rauszuhalten. Der Sommer war also der lehrreichste, aber auch der einsamste meines bisherigen Lebens. Ich trennte mich nicht nur von Freunden und Bekannten, sondern auch von Besitz. Ich verschenkte und verkaufte Sachen, die ich nicht mehr brauchte, und fühlte mich leichter. Mit kleinem Gepäck zog ich schließlich im Zentrum ein.

Am Morgen meiner Abreise war ich emotional zusammengebrochen, als ich mich von meiner Mutter verabschiedete. Mehr als eine Stunde hatte ich gebraucht, um überhaupt den Motor anlassen zu können. Alle Erinnerungen der letzten Jahre, die schmerzhaften, die schönen, kamen in diesem Moment in mir hoch. Alles, was ich zu Hause und in der Kindheit hatte erleben dürfen. Ich spürte die Liebe zu meinen Eltern wie noch nie zuvor. Die Zeit mit der Familie bekommt man nicht zurück. Ich fuhr los.

Ich bezog zwei Zimmer mit Bad. Wir waren acht Bewohner. Zu jener Zeit wurde gerade das hauseigene Koch- und Backbuch entwickelt. Ich werkelte mit in der Küche und arbeitete mit den anderen am Buch. War das hier mein Platz? Wurde ich hier wirklich gebraucht? Wie ging es mit meiner Gesundheit weiter?

Der Leiter des Zentrums hörte sich aufmerksam meine Fragen an und hatte immer einen Plan für meine Entwicklung. Er wusste instinktiv, was wann für mich das Richtige war. Trotz der letzten drei Jahre völlig neuer Erfahrungen waren in mir immer noch viele Widerstände und Ängste verhaftet, beispielsweise gegenüber etwas so Simplem wie Küchenarbeit. Ich konnte Petersilie nicht von Schnittlauch unterscheiden und hatte so starke Gelenkschmerzen, dass ich nicht mal richtig Kräuter klein schneiden konnte. Ich war auch noch immer arrogant genug, Küchenarbeit als etwas zu betrachten, das unter meinem Niveau lag. Wie lächerlich – aus heutiger Sicht. Doch es gab keine Alternative, und je länger ich dort arbeitete, umso größeren Gefallen fand ich daran. Ganz bewusst konzentrierte ich mich auf jeden einzelnen Arbeitsschritt und beobachtete, was das Resultat davon war. So lösten sich die Widerstände in mir, indem ich den Finger immer weiter draufhielt. Meine Mitbewohner nahmen mich oft ins Gebet und schonten mich nicht mit ihren Ansichten zu meiner Haltung. Neben einigen Hausmeistertätigkeiten war ich nach drei Monaten aus der Küche nicht mehr wegzudenken. Ich lernte, biologisch und vegan zu kochen, und entwickelte eine regelrechte Leidenschaft dafür. Ging ich morgens oft noch mit Schmerzen in die Küche, waren die Schmerzen nach zwei bis drei Stunden weg. Dort, wo die meisten Ängste und Widerstände in einem wirken, kann sich das größte Glück verbergen, wenn man bereit ist, sich zu entwickeln. Ich war auf Leistung und Ziele orientiert, wollte immer und überall der Beste sein. Am Ende kostete das alles viel zu viel Energie und katapultierte mich in eine Leistungsspirale. Auch jetzt, auf meinem spirituellen Weg, wollte ich nicht irgendwer, sondern der größte Meister aller spirituellen Klassen werden. Ich traute mir sogar schon zu, selbst Seminare leiten zu können. Dieser Zahn wurde mir schnell gezogen. Ich lernte, dass es nicht darum ging, der Beste zu sein, sondern immer nur um die eigene Entwicklung.

Ohne meine Mitstreiter hätte ich es nie zu dieser Erkenntnis gebracht. Auch das Teilen von Erfahrungen innerhalb einer Gruppe hatte ich erst hier so richtig gelernt. Wie erfüllend Teilen und Geben sein konnten, war eine Offenbarung für mich. Vor dem Geben hatte bei mir immer das Haben und Besitzen gestanden. Mit dieser Haltung hatte ich mir mein eigenes inneres Gefängnis gebaut, umgeben von Blockaden. Nach dem Abendessen erzählte jeder von seinem Tag und den Herausforderungen und davon, was sie oder er daraus gelernt hatten. Ich musste mich regelrecht nackt machen, hier ließ sich nichts verbergen. Nach und nach erkannte ich, wie wichtig und befreiend es war, sich täglich zu reflektieren. Spricht man vor anderen über die eigenen Schwächen, dann verändert man sich.

Zum ersten Mal war ich Weihnachten und Silvester nicht bei meiner Familie. Das Zentrum war mein neues Zuhause, die Bewohner meine neue Familie. Wir waren acht Leute und gehörten zwei Generationen an. Einige hatten sich für das Leben im Zentrum entschieden, um für sich den Sinn ihres Lebens, ihre eigene Wahrheit zu finden, andere hatten mit den Nachwirkungen von Krankheiten zu kämpfen und sich hierher zurückgezogen.

Nach meinen drei Monaten Probezeit stand fest, dass ich bleiben konnte. Wir alle hatten das Gefühl, schon immer zusammenzuleben. Wir waren Seelenverwandte. Auf den Social-Media-Kanälen hatte ich viele Kontakte gelöscht. Ich bekam Nachrichten, in denen Freunde und Bekannte mir vorwarfen, ich hätte mich einfach aus dem Staub gemacht. Einige Freunde erkundigten sich sogar bei meinen Eltern, wo ich war, ob ich noch lebte. Ich war einfach noch nicht so weit, meine Entscheidung an alle zu kommunizieren.

Ich fuhr für einige Tage zu meinen Eltern, um auch den Rest meiner Sachen zu holen, nun, da ich wusste, dass ich im Harz bleiben konnte. Ich verkaufte mein altes Auto, da im Zentrum immer eins zur allgemeinen Verfügung stand. Mein Vater fuhr mich zurück in den Harz, und beim Abschied brach ich regelrecht zusammen. Es war noch viel schlimmer als vor meiner Probezeit im Zentrum. Ich hatte keine Ahnung, ob und wann ich wieder nach Hause käme, wusste nur, dass ich ab jetzt definitiv einen eigenen Weg einschlug und mich dafür abkapseln musste. Meine gewohnte, aber vergangene Welt war nichts mehr für mich. Ich sah, wie mein Vater mit meinem Bruder wegfuhr und ich das Tor hinter ihnen schloss, als stünde ich neben mir. Ich ging ins Dorf, setzte mich auf eine kleine Bank am Fluss und fühlte eine tiefe Leere in mir. Zurückgezogener als hier konnte ich mit 24 Jahren nicht leben, in einem Dorf mit 200 Seelen. Keine Party, keine spontanen Ausflüge zu Freunden. Diesmal hatte ich mir keine Hintertür offen gelassen.

Jeden Monat wurden Seminare gegeben, die vorbereitet werden mussten. Daneben wurden die Bücher fertiggestellt und eine vierteljährlich erscheinende Zeitschrift herausgegeben. Zu tun hatte ich mehr als genug, und so konnte ich auch nicht viel darüber nachdenken, wie traurig ich eigentlich war, meine Heimat verlassen zu haben. Jeder hier arbeitete täglich an sich, sonst hätten wir keine Energie aufbauen können, die wir in den Seminaren, Vorträgen und Artikeln vermittelten. Das Zentrum war wie eine Blackbox. Wer zum ersten Mal da und sensibel genug war, merkte sofort, dass dieses Haus eine eigene Energie hatte.

Ich spürte auch bald selbst Transformationsprozesse in mir. Meine Gesundung fühlte sich hier völlig anders an als die bloße Linderung meiner Schmerzen mittels Medikamente. Gesund zu werden und die eigene Energie zu erhöhen hatte nichts mehr mit Betäubung zu tun. Es beinhaltete aber auch, Blockaden und Ängste zu spüren und endlich einmal zum Thema zu machen. Ist die eigene Energie erhöht, dann lassen sich psychische und physische Schmerzen aushalten. Und schon bald wusste ich es zu schätzen, wenn etwas hochkam in mir, sich ein Problem zeigte und von mir gesehen werden wollte, damit ich es löste.

Einmal im Jahr verbrachten wir als Gruppe auch einen gemeinsamen Urlaub. Wir flogen auf die Kanarischen Inseln und verlängerten den Sommer so um einige Wochen. Auf endlosen Wanderungen fühlte ich mich wieder neu mit der Natur verbunden. Meinem Körper, meiner Haut und den Gelenken ging es in diesem Inselklima aus Sonne, Regen, in den Bergen und am Meer unvergleichlich gut. Wir lebten auf Fincas, die uns an unser Zentrum im Harz erinnerten, und versorgten uns selbst. Vegane und Bio-Ernährung waren hier gar kein Problem.

Ich begann wieder mit Kraftsport, vertraute meinem Körper viel mehr und spürte, wie Gesundheit und Lebensenergie durch ihn flossen. Hatte ich früher mit Freunden Urlaub gemacht, dann bevorzugt all inclusive mit Alkohol, Fast Food und Party. Diese Erfahrungen möchte ich nicht missen. Das Schöne am Leben ist doch heutzutage, dass jeder nach seiner Fasson leben und glücklich werden kann. Und ich selbst musste das eine Extrem erleben, um das Neue genießen, sprich: mich entwickeln zu können.

Wieder ins Zentrum zurückgekehrt, achtete ich fortan darauf, meine neu gewonnene Energie nun auch in die richtigen Bahnen zu lenken. Es wäre kontraproduktiv gewesen, sie nur in meinen Kraftsport fließen zu lassen. Ich wollte meine Mitte finden, die Mitte von all meinem Tun, um dann ausgeglichen in Balance zu leben. Hat man ein gutes Energielevel erreicht, dann ist es wichtig, es zu halten. Dies funktioniert nur durch tägliche Übungen für Körper, Geist und Seele. Allmählich erkannte ich meinen Lebensplan: Folgte ich meinem spirituellen Weg, war alles gut. Brach ich aus, wurde ich krank.

Zum ersten Mal feierte ich meinen Geburtstag fernab der Familie. Für mich hat dieser Tag neben allen Feiertagen die wichtigste Bedeutung. Es ist der Tag der Geburt, somit auch der Tag für Eltern und Geschwister. Doch ich wollte nicht zu ihnen fahren. Meine Entscheidung basierte auf dem Stadium meiner Entwicklung: Nahm ich Kontakt zur »normalen« Welt auf, wurde ich krank, und diese Erfahrung hatte neue Glaubenssätze in mir verankert. Ich wäre ganz sicher tatsächlich bei jedem Besuch bei meinen Lieben krank geworden, einfach nur, weil ich so fest daran glaubte. Mich von dieser Art Selbstmanipulation fernzuhalten musste ich erst noch lernen. So weit war ich noch nicht. Alles fühlte sich richtig an.

Um 24 Uhr ging die Zimmertür auf, alle haben gesungen, es gab Blumen und frisch gebackenen Kuchen, am Tag dann mein Lieblingsessen, ich telefonierte mit zu hause und las die Post von meinen Eltern, wir gingen wandern, und abends wurde ein Film meiner Wahl geschaut. So lief das für jedes Geburtstagskind: Wir bekamen das Gefühl geschenkt, zu Hause zu sein. Ein alter Freund, einer der wenigen, zu denen ich Kontakt gehalten hatte, rief an und wollte etwas mit mir unternehmen. Einerseits vermisste ich diese Möglichkeit, die ich mir selbst versagte, andererseits war für mich jetzt ein neues Leben angesagt. Und das würde sich irgendwann auszahlen. Ich musste ihn auf ein anderes Mal vertrösten. Aber als echter Freund bliebe er mir erhalten, das spürte ich.

Am Abend war irgendetwas anders mit mir. Meine größte Angst war schon immer die Angst im Dunkeln, was wohl mit meiner Geburt und dem ersten Lebensjahr zusammenhing. Überwunden hatte ich sie bis zu meinem 25. Geburtstag noch nicht. Obwohl der Tag so außergewöhnlich schön gewesen war, übermannte mich beim Einschlafen diese Angst so stark wie nie zuvor. Jetzt musste ich mir selbst beweisen, ob ich es schaffte, das anzuwenden, was ich bisher gelernt hatte. Ich konzentrierte mich auf meine Angst und nahm die Dunkelheit an, immer länger, immer stärker spürte ich ihr bleiernes Gewicht auf mir, doch ich blieb konzentriert. Ich merkte gar nicht, wie ich einschlief. Am nächsten Morgen war ich hellwach und energiegeladen. Das hatte man uns hier beigebracht: Es war wichtig, jede Erfahrung selbst zu machen und das Gelernte in der Praxis umzusetzen. Die Angst ist nur ein kleiner Dackel. Nur im Kopf erscheint sie als Ungeheuer.

Nicht immer lief alles harmonisch, und auch aus unserer Gruppe verabschiedete sich jemand zurück in seine Heimat, weil es mit ihm einfach nicht gepasst hatte. Jeder Einzelne war für die Energie, die im Zentrum vorherrschte, zuständig. Stimmte hier etwas nicht, dann blockierte das ganze System. Gleichzeitig war es so, als ob ein Familienmitglied auszöge, mit dem man gefühlt sein ganzes Leben verbracht hatte. In dieser Gemeinschaft bauten wir untereinander sehr starke Verbindungen auf und hätten für jeden von uns die Hand ins Feuer gelegt.

In unserem großen Garten, in dem viele Wildkräuter wuchsen, hatten wir alles, um »grüne Smoothies« herzustellen. Dieses Mixgetränk aus Obst und grünem Blattgemüse, Salatblättern und Wildkräutern unter Zugabe von Wasser kam damals gerade in Mode. Ich las gierig alles an Büchern über Ernährung, aber auch über die Verbindung von Körper, Geist und Seele und wie sie durch gesunde Nahrung gestärkt werden. Eigentlich war ich kein Leser, im Gegenteil: Ich hatte immer Horror davor gehabt, mit einem Buch in der Hand auf einem Stuhl festgenagelt zu sein und es durchlesen zu müssen. Doch bei diesen Themen löste sich der innere Widerstand, ich saugte all das Wissen auf und entspannte mich sogar dabei.

Täglich mixten wir grüne Smoothies aus Gartenkräutern, die wir selbst anbauten. Damit dieses Getränk für jeden von uns passte, probierten wir verschiedene Rezepte aus und entdeckten einen Variantenreichtum, den man erst einmal nicht vermutet, wenn man dieses grüne, schleimige Getränk vor sich sieht. Auch hier gilt: Viel hilft nicht viel. Und jeder von uns hatte eine andere körperliche Verfassung und medizinische Vorgeschichte. Grüne Smoothies sorgen für die Entgiftung des Körpers, setzen einen sensiblen Prozess in Gang, also muss auch mit der Menge der Zutaten sensibel und für jeden individuell umgegangen werden. Ich spürte die reinigende Wirkung der Entgiftung, und nach etwa zwei Monaten löste sich ein Stück von meiner Haut ab, an dem ich seit meiner Pubertät herumgedrückt hatte. Bei anderen verschwanden Leberflecke von der Haut. Und jeder spürte sehr viel mehr an Energie in sich. Das erklärt sich ganz einfach (und damals habe ich es erst richtig verstanden): Mit den grünen Smoothies wird dem Körper Energie in Form von Materie zugeführt. Der Körper gibt daraufhin Energie zurück. Die Zubereitung als Ritual, das Wissen um die Zutaten aus dem eigenen Garten und um die Gesundheit, die in einem solchen Drink steckt, das Aufnehmen des Smoothies als Nahrung – all das spiegelt sehr schön, wie Körper, Geist und Seele im Einklang funktionieren. Die Energie fließt nur dann, wenn alle drei im Einklang sind. Blockieren entweder Körper oder Geist oder Seele den Prozess, entsteht kein Flow.

Wir stellten unsere Ernährung auf Rohkost um und starteten zudem eine »Challenge«, uns sechs Wochen lang komplett ohne Zucker zu ernähren. Beides waren große Herausforderungen für mich, da ich so etwas noch nie zuvor gemacht hatte und reichhaltiges Essen in großen Portionen und Mahlzeiten mit allem Drum und Dran mein Lebenselixier gewesen waren. Diese neuen Ernährungsweisen waren für mich die Hölle. Ich hatte nie das Gefühl, wirklich satt zu sein. Heute weiß ich, dass es nicht mein Körper war, der nach anderer Nahrung gierte, sondern dass sich die Ablehnung komplett in meinem Kopf abspielte. Diese Glaubenssätze, was zu guter und sättigender Nahrung für einen jungen, starken Menschen gehöre, blockierten alles in mir und ließen mich immer unzufriedener vom Tisch aufstehen. Erst nach und nach gewöhnte ich mich an zwei bis drei reine Rohkosttage pro Woche. Weil wir jedoch eine Gruppe waren, in der sich jeder auf das Ziel fokussierte (und es manchen dabei so ging wie mir), fiel es mir viel leichter, die Herausforderung zu meistern. Allein im Alltag wäre ich schon nach dem ersten Rohkostteller rückfällig geworden. Mir wurde klar, in wie vielen Punkten sich meine bisherigen Essgewohnheiten mit Süchten vergleichen ließen, wie sehr ich bereits Sklave der Geschmacksknospen auf meiner Zunge war. Nach sechs Wochen ohne Zucker und damit ohne alles, was bisher in meinem Leben süß schmeckte, fühlte ich mich erleichtert wie nie zuvor. Meine Haut war wie neu, meine Gelenke wie erneuerte Ersatzteile am Auto. Da begriff ich, wie gut es gewesen war, die Ernährung umzustellen.

Im selben Sommer stellte sich bei mir allerdings ein schwerer Heuschnupfen ein. Ich wachte eines Morgens auf, weil alles in mir kribbelte und etwas anders war. Ich konnte kaum arbeiten, meine Nase war wie versiegelt, bis auf die zahllosen Momente, in denen ich niesen musste, sobald ich draußen an der frischen Luft war.

Ich besprach mich mit dem Leiter unseres Zentrums, weil ich völlig ratlos war. Ich hatte Tabletten von ihm erwartet oder den Tipp, zu welchem Arzt oder Heiler ich gehen sollte. Doch er meinte nur, da müsse ich durch. Genau das müsse ich ein Mal durchstehen. Nur so könne ich den Heuschnupfen überwinden und würde zukünftig nicht mehr darunter leiden.

Meine Augen juckten stark, schwollen an und wurden kleiner, je mehr ich darin herumrieb. Ich befolgte dennoch seinen Rat, setzte mich auf einen Stuhl im Garten, weit weg von den anderen, schloss die Augen und versuchte, mich zu entspannen. Dabei beobachtete ich alles in mir und hörte auf alles um mich herum, und das drei Stunden lang. Ich war wie in Trance. War der erste Gedanke nur gewesen, mich mit Medizin versorgt im Haus vor der bösen Natur da draußen zu verstecken, ließ ich mich nun – blank und pur und niesend – auf den vermeintlichen Feind ein. Ich stellte mich ihm. Ich schenkte ihm Liebe. Dabei wusste ich, wenn es zu schwer und unerträglich würde, könnte ich mich noch immer ins Haus zurückziehen, ohne dass es einem Versagen gleichkäme, denn dann würde es beim nächsten Versuch klappen. Nach drei Stunden musste ich nicht mehr niesen, meine Augen erholten sich wieder, und die Schwellung verschwand. Die Allergie war in meinem Kopf, für eine Betroffene oder einen Betroffenen ein sehr später Punkt der Erkenntnis. Oft gehen wir von Veranlagungen aus und denken, es sei unser Schicksal, und dagegen gäbe es eben nur Medikamente. Weit gefehlt. Ich lege jeder und jedem von euch nahe, euch der Herausforderung zu stellen, wie ich es getan habe. Es sind die eigene Energie und das eigene Bewusstsein, die darüber entscheiden, ob man gesund ist oder krank.

Fortan konnte ich im Zentrum den Rasen mähen und körperlich schwere Arbeiten draußen in der Natur verrichten, ohne dass ich darunter litt, im Gegenteil: Ich fühlte mich der Natur viel mehr denn je verbunden, regelrecht geerdet. Sie gab mir zurück, was ich in sie hineingab. Die Natur bietet uns Menschen schon immer alles, was wir zum Leben brauchen, und das sogar im Überfluss. Wir sind nur mehr und mehr davon abgekommen, diese Gaben zu schätzen. Es tat mir gut, diese Demut zu empfinden, sie eigentlich überhaupt erst einmal zu lernen. Das setzte sich fort bei den vielen gemeinsamen Arbeiten im Zentrum, vom Vorbereiten und Durchführen der Seminare übers Saubermachen bis hin zur Küchenarbeit. Mit anderen zusammen für alle zu handeln und tätig zu sein fördert die Demut. Sobald mir früher meine Eltern im Garten oder in der Küche etwas beibringen wollten, rannte ich davon. Ich hatte null Interesse. Das waren Arbeiten unter meinem Niveau, ich hielt mich für etwas Besseres und pflegte mein Ego. Durch all jene völlig unnützen Blockaden hindurch bekam ich schließlich die Rechnung von meinem Körper präsentiert.

In den nächsten zwei Jahren stellte ich mich noch weiteren »Challenges« – Prozessen, die man durchläuft, um sich selbst besser zu erkennen. Eine Challenge im Zentrum war der sogenannte »Jammer-Prozess«, in dem es ums Jammern auf hohem Niveau ging. Ich trug ein Bändchen am Handgelenk, und sobald ich mich mal wieder über irgendeine Nichtigkeit beklagte, wechselte das Bändchen an das andere Handgelenk, und die Challenge fing am nächsten Tag von vorn an. Die Challenge war erfüllt, wenn man es geschafft hatte, drei Wochen lang das Bändchen am selben Handgelenk zu tragen und nicht zu wechseln. Zum ersten Mal wurde mir so richtig bewusst, wie oft und schnell ich urteile, mich beklage und was ich insgesamt für ein Jammerlappen geworden war. Ich weiß nicht mehr genau, wie lange ich für die Challenge brauchte, aber ein Vierteljahr war es auf jeden Fall. Infolgedessen ließ ich viel weniger an negativen Gedanken zu und konzentrierte mich voll und ganz auf das JETZT. Ich hatte viel mehr Energie zur Verfügung, die früher in Jammerei und negative Gedanken verpufft war.

Eine weitere Challenge war ein Detox von den Medien, die uns täglich zur Verfügung stehen. Ich war süchtig nach Radio, TV, Computer und Internet. In den ersten Tagen fühlte ich mich wie auf Entzug. Mein Computer und das Internet fehlten mir so sehr, wie ich es normalerweise nur von einem lieb gewonnenen Menschen kannte.

Was mich seltsamerweise bestärkte, ist etwas, an das ich zuvor nicht recht geglaubt hatte. Die Strahlenbelastung durch all die elektronischen Geräte um uns herum ist viel größer und schädlicher, als wir realisieren. Und diese sollte nun wegfallen, das war mein einziger Trost. Ich hatte plötzlich mehr Zeit für sehr viel mehr positive Gedanken und fühlte mich auch körperlich wohler, ohne die Dauerbestrahlung und Dauerbeschallung. Ich war unabhängig und befreit von etwas, das ich zuvor als unverzichtbar erachtete.

Da ich immer noch das Gefühl hatte, mein Zuhause wäre mit einem Rückfall in alte Gewohnheiten gleichzusetzen, fuhr ich nicht einmal zum 60. Geburtstag meiner Mutter. Es war ein echter Verzicht, und ich befürchtete sogar, meine Heimat nie wiedersehen zu können. Ich musste auf meinen Körper hören und ihm vertrauen. Hätte ich mich dorthin gequält, hätte er reagiert. Schon zu Beginn meiner Zeit im Zentrum prophezeite mir jemand, dies könnte das größte Gefängnis oder die größte Freiheit für mich werden. Je nachdem, wie ich mich öffnen würde, konnte sich alles oder nichts für mich daraus entwickeln. So fuhr ich auch nicht zum 40. Geburtstag meines Bruders oder der Einschulung meines Neffen. Für Außenstehende muss ich das Bild eines Familienmitglieds abgegeben haben, das einer Sekte verfallen war. Ich war einfach noch nicht so weit, lieferte aber immer nur Ausreden und Rechtfertigungen, statt den wahren Grund zu nennen. Wer hört schon gern, dass Sohn oder Tochter nicht nach Hause kommen wollen aus Angst, dort krank zu werden?

Jeder Mensch muss – unabhängig davon, was seine Vorgeschichte ist – im Leben seine Mitte finden. Der Weg dorthin ist für jeden so verschieden, wie es auch die Veranlagungen des Menschen sind. Bei dem einen ist es die Abstinenz von der gewohnten Komfortzone aus Familien und Freunden, die ihn zu sich selbst führt, bei dem anderen sind es Umstellungen, die er oder sie ganz einfach in den Alltag integriert, ohne gleich wegzuziehen und sich abzukapseln.

Übertreibt man es jedoch mit neuer Ernährungsweise oder Lebensführung von heute auf morgen, dann liegt man recht schnell wieder flach. Die inneren Grenzen harmonisch zu verschieben ist die Kunst. Sie zuerst nur vorsichtig anzutippen, körperlich oder mental, und sie dann erst zu verschieben. Danach setzt man eine Ruhephase und tippt wieder an eine Grenze. Geduld aufzubringen für kleine Schritte lernte ich in jenem Jahr. Manchmal ging es mir so schlecht, dass ich nicht mal meine Eltern empfangen wollte, sie setzten sich draußen auf eine Bank und schauten auf mein Zimmerfenster. Ihre Sorge war maßlos, doch davon erfuhr ich erst lange nach ihrem Besuch. Sie hatten einfach nur in meiner Nähe sein und mir ihre Liebe senden wollen. Ich fühlte mich schuldig. Auch dieses Thema musste ich angehen und auflösen. Schuld ist nur eine Kopfgeburt, auf seelischer Ebene und im Universum ist alles eins, und Schuld spielt keine Rolle. Diese Einsicht ist ein wichtiger Bestandteil auf dem Weg zu einem neuen Bewusstsein und lässt sich in Meditation und Momenten innerer Einkehr vertiefen. Schuldgefühle bremsen aus, stellen unnötige Blockaden dar, die den heilenden Gedankenfluss behindern.

In der engen Gemeinschaft des Zentrums, in der wir alle stark miteinander verbunden waren, konnte keiner dem anderen etwas verheimlichen, was Fluch und Segen zugleich war. Es ging um etwas ganz Banales: Ich war der Meinung, mir endlich und wohl auch als Belohnung für entbehrungsreiche und alles verändernde Wochen und Monate einen neuen Haarschnitt gönnen zu müssen. Schon viel zu lange war ich nicht mehr so toll gestylt wie früher, mit viel

Gel in den Haaren, als ich auch zusätzlich noch ständig ins Solarium ging und auf Partys. Je länger ich darüber nachdachte, umso intensiver fragte ich mich, ob ich tatsächlich wieder der Robert von früher sein wollte. Es ging mir nicht darum, erneut auf etwas zu verzichten oder mich zu kasteien. Ich hinterfragte mich selbst. Warum wollte ich optisch wieder der sein, der nur Wert auf sein Äußeres gelegt hatte? Ich hatte mich entschieden, für eine gewisse Zeit in einem spirituellen Zentrum zu leben, hatte mich einem Prozess des Umdenkens, eines Neuanfangs hingegeben. In den Momenten, in denen ich mich nur halbherzig einließ oder sogar bereute, dort zu sein, gerieten mein Körper und meine Psyche sofort wieder aus dem Gleichgewicht. Ich blockierte mich selbst energetisch. Die meiste Zeit aber war ich voll und ganz bei der Sache, was mich gesund und ausgeglichen machte. In einer unserer Feedbackrunden kam ich also auf meine Haare zu sprechen und warum ich mich äußerlich wieder in den verwandeln wollte, der ich war, als ich ins Zentrum kam. Ich redete mich buchstäblich um Kopf und Kragen. Ich merkte selbst: Hier ging es nicht um meine Frisur, sondern um das, was sich dahinter verbarg, nämlich mein Äußeres zu präsentieren. Mein Äußeres war mir immer wichtig gewesen. Erst jetzt wurde mir bewusst, wie viel Energie ich in meine Außenwirkung investiert hatte und dass ich mich dabei nie richtig frei gefühlt hatte. Ich machte also einen kompletten »Cut« und ließ mir eine Glatze schneiden. Als ich zum ersten Mal in den Spiegel sah, dachte ich nur: »Oh mein Gott! Was habe ich getan? Das wächst doch nie wieder nach!«

In der folgenden Zeit lernte ich viel über Selbstliebe. Liebte ich mich weiterhin genauso wie zuvor, oder mochte ich mich nun weniger, weil ich weniger Haare auf dem Kopf hatte? Ich brauchte einige Tage, um zu verstehen, was es bedeutete, sich immer noch mehr lieben zu können als zuvor. Wir selbst brachten unseren Besuchern diese Dinge in Seminaren näher. Es wäre nicht authentisch, andere etwas lehren zu wollen, von dem man selbst nichts verstand. Als ich meine Erfahrungen mit der Glatze in der Gruppe teilte, meldeten sich vor allem Frauen zu Wort, um von der Transformation ihres Egos zu berichten. Frauen mit schönen langen Haaren muss das Ganze viel schwerer gefallen sein als mir als jungem Mann. Mich nun mit Glatze in den Seminaren und auf unseren Abendveranstaltungen vor den Leuten zu zeigen fiel mir anfangs schwer. Die Angst war wieder nur in meinem Kopf, die meisten Leute reagierten positiv und wussten genau, dass in mir gerade eine Entwicklung vor sich ging. Nach drei Monaten waren meine Haare nachgewachsen und dicker und dichter als je zuvor. Ich legte mir eine Haarschneidemaschine zu und rasierte mir den Kopf fortan selbst. Jedes Mal setzte ich dabei Energie frei, fühlte mich frisch und wie aus dem Ei gepellt, so unabhängig war ich von meiner früheren Stylerei.

Bald wagte ich mich auch zum ersten Mal ans Fasten. Ich hatte mich mein Leben lang über mein Äußeres und – in meinen Augen – gutes und reichhaltiges Essen definiert. Das Äußere hatte ich mir bereits vorgenommen, nun ging es ans Essen. Nach nur drei Tagen Wasserfasten jedoch dachte ich, das würde ich niemals schaffen, weil ich vorher verhungert wäre. Mein Lehrer meinte nur, Wasser sei für die nächsten drei Tage meine Nahrung, und statt zu leiden, solle ich die Veränderung in mir beobachten und mich darauf konzentrieren.

Im Grunde war es wirklich nur der erste Tag, der mir schwerfiel, da mir erst mal die Erfahrung fehlte, Hunger zu empfinden, und weil sich mein Körper noch umgewöhnen musste vom dauernden Essen und Verdauen. Schon in der Mitte des zweiten Tages nahm mein Körper das Wasser auf, als sei es seine gewohnte feste Nahrung. Weil ich diesen Prozess mit genau solchen Bildern unterstützte, fiel er mir leichter. Ich stellte mir das Wasser als Nahrung vor, und mein Körper verstand. Allein zu Hause hätte ich das niemals geschafft. In einer Gruppe ist man stärker. Deshalb ist es wichtig, mit mehreren Leuten zusammen zu fasten und sich dabei gegenseitig zu unterstützen.

Nach den ersten 24 Stunden ohne die gewohnte Nahrung spürte

ich eine ganz neue Energie in mir. Schon nach zwei Tagen wachte ich morgens nach viel weniger Schlaf als üblich viel energiegeladener als sonst auf. Ich konnte morgens ohne jede innere Überwindung joggen gehen. Jeden Tag hatte ich nun auch mehr Zeit zur freien Verfügung, weil ich nicht kochen, abwaschen oder einkaufen musste. Meine Haut wurde besser, und ich fühlte mich leichter. Insgesamt nahm ich nur zwei Kilo ab, das aber schon nach drei Tagen. Später fastete ich mit grünen Smoothies, mit dem gleichen, wohltuenden Ergebnis. Seitdem ist das regelmäßige Fasten – einmal in der Woche ein Wasser- oder Smoothietag – zu einem festen Bestandteil meiner Ernährung geworden. Es hat nichts mehr mit Verzicht und Hunger zu tun, sondern nur mit Bereicherung und einer Erneuerung des Körpers.

Mit diesen Themen fand ich mehr und mehr zu meiner Mitte. Zudem hatte mein Körper immer viel an Energie in die tägliche Verdauung meiner reichhaltigen Nahrung verpulvert, die mir nun zur Verfügung stand. Der Unterschied von konventionellem zu biologischem Essen zeigt sich auch in der Energie, die der Körper in die Verdauung stecken muss. Nach langer Zeit gesunder Ernährung aß ich notgedrungen mal wieder außerhalb unseres Seminarzentrums. Ich bestellte ein normales Essen mit Kartoffeln und Gemüse. Als Erstes fiel mir auf, dass das Essen nicht schmackhaft aussah. Ich aß lustlos und wurde nicht satt. Ich fühlte mich nicht mit der nötigen Energie versorgt wie sonst. Manche Theorie, die wir im Zentrum besprachen, hatte ich für zu extrem oder gar unwahr gehalten. Und auch die generelle Hervorhebung von hundertprozentig biologischer Nahrung war für mich lange Zeit nur eine Verkaufsstrategie gewesen. Erst jetzt fühlte ich am eigenen Leib, wie wichtig es war, mir täglich das Beste zu geben, denn alles bestand aus Energie. Führte ich mir also Nahrung zu, die weniger gute Schwingung hatte, dann gab ich diese Schwingung auch an meinen Körper weiter. Das konnte nur zur Folge haben, dass es mir nicht besser ging als vorher, was doch eigentlich das Ziel einer jeden Mahlzeit war.

Zu Weihnachten besuchte ich das erste Mal wieder meine alte Heimat und Familie. Ich hatte eine enorme Entwicklung hinter mich gebracht. Ich spürte die innere Stärke und ein sicheres Gefühl, jetzt meine Eltern, meinen Bruder und die ganze Familie zu besuchen. Natürlich ließ ich es mir nicht nehmen, alle in ein veganes Restaurant nach Berlin zu entführen, schon um ihnen die Vielseitigkeit dieser Küche zu zeigen. Für mich und mein inneres Glück waren diese Tage etwas ganz Besonderes, ich dachte, vor lauter Glück fliegen zu können.

Im Zentrum hatten wir eine neue Übung eingeführt. Kälte und kaltes Wasser hatte ich noch nie gemocht. Im Garten des Zentrums standen zwei große, volle Regentonnen, in die wir jeden Morgen direkt nach dem Aufstehen hineinstiegen. Auch im Winter. Jeder hielt es unterschiedlich lange aus im kalten Wasser. Ich schaffte knapp eine Minute. Meine Gelenke bereiteten mir hin und wieder noch Schmerzen, da ich es noch nicht hundertprozentig verstanden hatte, womit ich sie für immer auf einem geheilten Level halten könnte. Oft stand ich mit Schmerzen auf und humpelte regelrecht zu der Tonne mit dem Eiswasser. Nach knapp einer Minute wollte ich nur noch schreien, aber die Schmerzen waren weg und blieben auch über den Tag weg – eine weitere Erfahrung dazu, wie der Körper funktionierte. Ersatzweise reicht eine kalte Dusche am Morgen ebenso und gehört damit zu den vielen Kleinigkeiten, mit denen sich Methoden zur Heilung ganz einfach in den Alltag integrieren lassen. Im Januar ist das Anbaden im eiskalten See für mich nun kein Problem mehr. Wir alle rennen gemeinsam hinein und jubeln und brüllen vor Kälte, und das bei einer guten Gruppenenergie, die nicht mit Gruppenzwang zu verwechseln ist. So etwas wie Zwang gab es nie, denn jeder wurde immer gefragt, was sie oder er für richtig hielt und tun wollte. Und ein »Nein« war stets das Ergebnis einer bewussten Entscheidung, einer ehrlichen Reflexion.

Wir machten auch Übungen zur inneren Darmreinigung, eine davon heißt »Shank Prakshalana« und ist eine Yogaübung. Mit verschiedenen Bodenübungen und viel warmem Salzwasser, das wir tranken, wurde der Darm durchgespült. Alte Ablagerungen lösten sich, denn immerhin hatte ich jahrelang viele Medikamente genommen. Doch auch im Kopf konnte ich spüren, dass es gut war, den Darm hin und wieder einer Reinigung zu unterziehen, die sich auf den gesamten Organismus und auch hier wieder auf Geist und Seele auswirkte.

Meine Familie besuchte ich nun wieder regelmäßig, und auch zu Freunden nahm ich wieder Kontakt auf. In der Meditation und sogar im Schlaf träumte ich von meinen nächsten Lebensschritten. Ich beobachtete die Zeichen und Bilder in meinen Träumen und achtete auf die Gefühle, die sich dabei einstellten. Sobald mein Herz laut in mir sprach, war es so weit, den nächsten Schritt zu gehen. Früher war ich deshalb so häufig krank, weil ich nie auf mein Herz gehört hatte. Meine Herzensgefühle brachten mich oft direkt und ohne Umwege auf den richtigen Weg. Als ich die alten Freunde wieder zu kontaktieren begann, war ich aufgeregt, denn ich wusste nicht, wie sie reagieren würden. Sie hatten Jahre nichts mehr von mir gehört, und ich hatte mich nicht einmal von ihnen verabschiedet. Auch hier fühlte ich noch Schuld, obwohl ich längst gelernt und erfahren hatte, dass es keine Schuld gibt. Es gab für mich ganz einfach noch etwas von damals auszugleichen. Doch es waren gute Telefonate, und wir redeten sehr verständnisvoll miteinander. Es war kein Groll oder Ablehnung zu spüren. Dafür, dass ich selbst immer sehr nachtragend gewesen war, haben es mir meine Freunde leicht gemacht, zu ihnen zurückzukehren. Beim Wiedersehen hatten manche schon Kinder, und vieles wirkte fremd auf mich, weil ich die Welt mit einem anderen Bewusstsein und mit anderen Augen sah. Sogar einen selbst gebackenen veganen Kuchen bekam ich präsentiert, was wohl zeigte, dass ich längst wieder im Freundeskreis aufgenommen war. Nur ein alter Freund, mit dem ich seit der ersten Klasse befreundet war, reagierte sehr emotional und attackierte mich verbal. Ihm musste ich regelrecht Rede und Antwort stehen. Er war nach meinem Auszug oft zu meinen Eltern gefahren und hatte sich immer wieder nach mir erkundigt. Ich konnte sein Verhalten mir gegenüber gut nachvollziehen, denn wir hatten eine enge Freundschaft gehabt und waren gemeinsam durch dick und dünn gegangen. Jeder Mensch hat ein Recht auf seine Sicht der Dinge. Ich entschuldigte mich vor allen anderen dafür, damals einfach abgetaucht zu sein. Und die Entschuldigung tat mir gut und war besser, als von dort ein schlechtes Gefühl mitzunehmen, das wieder unnötig Energie verbrauchte. Ich ließ ihn wissen, dass dieser Umzug die schwerste Entscheidung meines bisherigen Lebens gewesen war und für mich trotzdem die richtige. Er beruhigte sich zwar, doch eine gewisse aggressive Energie war noch zu spüren. Früher wäre ich weggerannt. Diesmal blieb ich.

Ich wollte nicht mehr vor allem weglaufen, auch wenn mir selten ein Moment so peinlich war wie dieser. Ich hatte die Rolle des Schwarzen Peter, war mir aber auch sehr bewusst, dass das, was ich getan hatte, nicht jeder tun würde. Es erforderte sehr viel mehr als nur etwas Mut, so einen Schritt zu gehen und alles Vorherige loszulassen. Einerseits konnte ich kaum darüber reden, da es noch sehr viel mehr tiefsinnige Gründe für meinen Weg gab, wie zum Beispiel Karma[3] oder der Seelenplan. Andererseits leben wir nun mal alle miteinander auf dieser Erde, und so verpacke ich meine Ansichten immer so einfach wie möglich, damit ich niemanden damit überfordere. Ich hatte längst begriffen, warum jemand so auf mich reagierte, denn ich hatte gedanklich einen Rollentausch gemacht. Was fühlte ein Freund, wenn er mich wegen meines Lebens attackierte? Oft geschahen solche Dinge aus Liebe, weil ich vermisst worden war. Am schlimmsten aber war für mich die immer wiederkehrende Frage, ob ich in einer Sekte lebe. Das Gerücht und vor allem das Urteil gingen überall herum. Es war unerträglich, verurteilt zu werden und in einigen Augen die Angst davor zu sehen, dass ich mich verändert hatte. Ich hatte alles Erdenkliche getan, um gesund zu werden, hatte mit niemandem außerhalb der Familie darüber reden können und musste mich nun noch dafür rechtfertigen, mein eigenes Leben gerettet zu haben. Ich flüchtete mich in Gegenfragen, indem ich mich erkundigte, was die- oder derjenige an meiner Stelle anders gemacht hätten, wenn es ihnen so schlecht wie mir gegangen wäre. Allerdings brachte das nicht viel, denn nicht jeder Mensch ist offen für spirituelle Erfahrungen im Leben. Weder im Kindergarten noch in der Schule oder Ausbildung oder später im Arbeitsleben wird irgendetwas über Körper, Geist und Seele gelehrt. Mittlerweile kann man zumindest genügend Seminare besuchen, sich zum Heiler ausbilden lassen, sich Gruppen anschließen und sich über Social Media dazu austauschen. Als ich mich von meinem bisherigen Leben abwandte, war keinerlei Austausch möglich. Ich hatte mich häufig allein damit gefühlt.

Heute ist Spiritualität längst in der Mitte der Gesellschaft angekommen. Diese Entwicklung ist nicht mehr zu stoppen, und sie ist kein Zufall. Wir brauchen einen Bewusstseinswandel für uns Menschen, für unsere Achtung aller Lebewesen wie auch Tiere und Pflanzen, vor allem aber für unser Zuhause: unsere Erde. Mir blieben damals nur eine Handvoll Menschen, bei denen ich kein Urteil spürte und die nicht dachten, ich sei in einer Sekte. Ich verstand die Reaktion und war dankbar, auch diese Energie zu spüren zu bekommen. Ohne das Unterscheidungsvermögen zwischen verschiedenen Energien, die auf mich einwirkten, wäre ich innerlich zusammengebrochen und hätte diese Reaktionen und Verurteilungen nicht akzeptieren können. Ich habe auch oft gemerkt, dass ich nicht länger als drei Tage in meiner alten Umgebung bleiben konnte. Die Energien waren einfach zu unterschiedlich vom Leben im Zentrum und dem sogenannten normalen Leben außerhalb.

Meinen Eltern erzählte ich ganz offen über mein Gefühl, zwar die vollständige Heilung meines Körpers zu erreichen, aber so gar kein Gefühl für einen anderen Menschen, zu einer Partnerin im Leben entwickeln zu können. Ich sah einfach keine Liebe am Horizont, auf die ich mich voll und ganz einlassen würde. Meine Mutter gestand mir irgendwann, dafür zu einer Wahrsagerin gegangen zu sein, die mir für ein bestimmtes Jahr eine große Liebe voraussagte. Genau das trat später auch ein, ich verliebte mich, und das in dem Jahr, das vorausgesagt war, wovon ich aber nichts wusste. Bis dahin hatte ich keine Vorstellung davon, wie eine Beziehung in meiner Lebensrealität funktionieren sollte.

Im Zentrum und außerhalb haben wir zahllose Veranstaltungen gehabt. Ich lernte immer neue Leute kennen. Die Abende waren magisch und sehr energievoll. Zu Beginn gab es eine intensive gesprochene Meditation, dann wurde getanzt, gesungen, wurden verschiedene Atemübungen gemacht, wurde getrommelt, und in den Pausen tauschten wir uns kurz miteinander aus. Es war immer so wundervoll zu sehen, wie energielos und depressiv manche Leute zu solch einem Abend kamen und wie sie nach nur drei Stunden mit strahlenden Augen nach Hause gingen, voll von Energie und Glück. Ich lernte enorm viel daraus, vor allem, was es bedeutete, Energie innen und außen aufzubauen. Wir holten die Menschen aus ihrem nicht immer glücklichen Alltag und sorgten mit verschiedenen Übungen dafür, dass sie komplett frei im Kopf wurden.

Einmal fuhren wir in die Toskana. Wir wohnten in einer alten Villa direkt am Strand. Obwohl wir uns am Steuer abgewechselt hatten, hatte sich mein Körper durch die Anstrengung der Fahrt so entzündet, dass ich drei Tage flachlag und mich regenerieren musste. Ich lernte daraus, künftig besser auf meine Grenzen zu achten und mich auf eine solche Reise besser vorzubereiten. Die Rückreise war schon viel weniger anstrengend. Vor Ort sahen wir auch, wie verschmutzt das Meer ist und wie wichtig es ist, den täglichen Müll und Plastikverbrauch zu hinterfragen und letztlich zu reduzieren. Bei einem Sturm wurde der ganze Müll an den Strand gespült. Vorher war das Wasser so sauber wie auf dem Foto eines Reiseprospekts gewesen. Keiner von uns wollte danach dort wieder baden.

Vieles, was ich über mich und meinen Körper, Geist und Seele gelernt hatte, übertrug sich auf alle Ebenen und machte mich zu einem achtsamen Menschen. Ich wurde immer klarer und verspürte wieder mehr Abenteuerlust. Jede neue Erfahrung brachte mich weiter und öffnete mich auch wieder für die Welt und alles, was in ihr vorging. Ich konnte es nicht kontrollieren, irgendetwas trieb mich regelrecht. In meinen Meditationen und im Schlaf bekam ich immer die meisten und deutlichsten Informationen darüber übermittelt, was mein nächster wichtiger Schritt sein sollte.

Ich meldete mich wieder bei Social Media an, um mit alten Bekannten, mit Freunden und auch neuen Menschen Kontakt aufzunehmen. Mich auf solchen öffentlichen Plattformen vielleicht noch mehr Kritik auszusetzen machte mir anfangs Sorge. Ich hatte nur eine Chance, um mich da draußen zu bewähren: authentisch zu bleiben. Menschen akzeptieren auf ganz unbewusster Ebene das, was jemand mit Überzeugung und kontinuierlich tut. Meine Einstellung zu körperlicher Gesundheit, zu Geist und Seele nun auch selbstbewusst in die Öffentlichkeit zu tragen und wenig Angriffsfläche zu bieten war das, was ich noch lernen musste. Viele der alten Kontakte konnte ich auffrischen, ich merkte aber auch, wer das nicht wollte. Mittlerweile konnte ich gut damit umgehen, und so war ich positiv überrascht, welche Flut an Glückwünschen mich allein übers Internet eines Tages zu meinem Geburtstag erreichte.

Eine weitere neue Erfahrung, die ich früher für maximal uncool hielt, machte ich mit dem Singen. Ich ließ mich von den anderen im Zentrum anstecken und übte jeden Tag, oft zwei bis drei Stunden. Am Anfang traf ich keinen einzigen Ton. Doch bald schon klangen die heilsamen Mantras auch aus meinem Mund harmonisch. Ich spürte die Energie, die beim Singen in mir aufstieg, und wie gut es tat, die eigene Stimme zu formen. Ich wollte in diesem Leben so viele verschiedene Erfahrungen wie nur möglich machen. Und so war auch diese Art von Gesangsausbildung etwas, in das ich mich stürzte, obwohl sich im Kopf anfangs Widerstand dagegen formte.

Eines war typisch für mich: Sobald es mir körperlich gut ging, ignorierte ich meine Grenzen. So stürzte ich mich neben allen an-

deren Aufgaben auch noch in Gartenarbeit, die eigentlich an Bau-
arbeit grenzte. Ähnlich wie Jahre zuvor, als ich mich mit Medikamenten vergiftete, um weiter arbeiten zu können, versuchte ich
mich diesmal mit meinen neuen Routinen zu heilen. Mit Sport,
Smoothies, Meditationen, Natur. Ich war der Meinung, ich sei durch
mit allem, und ich fühlte mich unendlich belastbar. Nach einem
dieser Einsätze schwerer körperlicher Arbeit lag ich nachts mit solchen Schmerzen im Bett, dass ich mich nicht mehr bewegen konnte
und mein Hals regelrecht zugeschnürt war. Ich konnte nicht um
Hilfe rufen, geschweige denn aufstehen oder ein Telefon bedienen.
Die Schmerzen wurden immer schlimmer, und es kam mir vor, als
würde ich meine letzten Atemzüge nehmen. Es war härter als alles,
was ich jemals zuvor durchgemacht hatte.

Ich musste mich innerlich beruhigen und darauf fokussieren,
dass bald jemand käme und mich rettete. Mir wurde bewusst, dass
ich immer und mein Leben lang auf mich würde aufpassen müssen.
Dass alles an Beschwerden letztlich heilbar ist, zeigt mein Beispiel.
Den Heilungseffekt zu erhalten ist hingegen die wahre Kunst. Man
muss sich selbst darin schulen, seine Lebensenergie sinnvoll einzusetzen und einzuteilen. Je gesünder ich wurde, umso größer wurde
meine Angst vor dem Sterben und dem Tod, und in schmerzhaften
Momenten wie diesen wuchs sich die Angst zur Panik aus.

Ich begann zu beten, sagte: »Liebes Universum, wenn es so sein
soll, dann mach es bitte jetzt und quäl mich nicht weiter, denn ich
kann nicht mehr.« Ich weinte, die Tränen flossen nur so aus mir
heraus. Beim Blick aus dem Fenster sah ich ein Licht und schlief ein.
Stunden später wachte ich auf und wusste nicht, wo ich war. Ich war
mir nicht einmal sicher, ob ich überlebt hatte. Die Schmerzen ließen
nach, ich konnte mich etwas aufrichten und schaffte es zur Toilette.
Eine weitere Stunde später schaute der Seminarleiter des Zentrums
nach mir. Ich weinte vor Dankbarkeit, überhaupt weinte ich viel in
jener Zeit. Je mehr ich meinen Körper kennenlernte, umso dünn-
häutiger wurde ich. Der Leiter versicherte mir immer wieder: »Ro-

bert, du hast es geschafft!« Diese Nacht und die Schmerzen, die Todesangst und das Abschiednehmen hatten mich verändert. Alles, was nur mit äußerer Materie zu tun hatte, war mir noch nie so unwichtig gewesen. Ich spürte in mir einen neuen Sinn, war einerseits viel sensibler geworden und gleichzeitig stärker.

Ein neuer Plan für mein Leben gehörte her, der einen langen Zeitraum abdecken sollte. Über allem stand mein Ziel, gesund zu werden und zu bleiben. Des Weiteren verbannte ich die Angst aus meinem Leben. Das bedeutete nicht, dass ich mich fortan für unverletzbar hielt, denn Angst ist ein wichtiges Alarmsignal und dient dem Selbstschutz. Ich meine jene Angst, die ausbremst und Blockaden aufbaut, oft aus völlig diffusen Gründen. Ich meine nicht die Angst, die mit Vorsicht und Aufmerksamkeit gepaart ist, sondern die grundlose Angst, die sich nur aus alten Denkmustern speist. Diese Angst hatte in meinem Leben nichts mehr zu suchen. Ohne Angst, Furcht und Bedenken lebt es sich viel bewusster und wesentlich aufmerksamer. So versuchte ich seitdem meine Grenzen immer weiter zu verschieben, immer mehr zu leisten, länger und konzentrierter zu arbeiten, ohne dabei einen Rückfall zu erleiden. Ich setzte alles auf eine Karte: Meditation bekam einen neuen Stellenwert in meinem Leben. Ich meditierte länger als je zuvor und verlängerte die Zeiten von Mal zu Mal. Nach zwei Wochen meditierte ich täglich zweimal drei Stunden, also insgesamt sechs Stunden: die erste Session direkt nach dem Aufstehen, dann Frühstück, danach die zweite Session. Am Nachmittag war ich damit fertig und begann den eigentlichen Tag. Natürlich verbrachte ich im Verhältnis zu allem anderen zu viel Zeit damit, und der Tag schien praktisch vorüber. So viel Zeit für Meditation aufzuwenden war eine bewusste Entscheidung von mir. Die Alternative war, wieder zum Arzt zu gehen und starke Medikamente zu nehmen. Mir ist bewusst, dass nicht jeder im Alltag so viel Zeit hat wie ich damals im Zentrum. Für jemanden, der arbeiten geht und vielleicht auch noch Familie hat, dem also wenig Zeit zur Verfügung steht, reicht durchaus auch nur eine Stunde. Wichtig ist, im Alltag Zeit für sich allein zu finden und auf die eigene Heilung zu verwenden, sie dem eigenen Körper zu widmen. Bei Beschwerden trotzdem einen Arzt aufzusuchen bedeutet, den Mittelweg aus Spiritualität und Schulmedizin zu gehen. Das ist ein guter Weg, der nachhaltige Heilung verspricht und auch dazu beiträgt, dass eines Tages Ärzte, Heiler, Ernährungsberater und Personaltrainer Seite an Seite für den Menschen zusammenarbeiten.

Die intensive Meditation kurbelte meine Selbstheilungskräfte in einem Maße an, dass ich bald keine Schmerzen und Entzündungen mehr hatte. Energie und Glück sieht man einem Menschen an den Augen an. Meine strahlten wie nie zuvor. Durch ebenjene Augen sah ich nun auch die Welt, die mich umgab. Die Natur, wie sie leuchtete, der Sommer, der nicht enden wollte, die Arbeit im Zentrum, die mich erfüllte, der Sport, der mich forderte.

Irgendwann setzte auch bei mir, wie so oft im Leben, wenn es einem eigentlich gut geht, eine Phase ein, in der ich mich fragte, ob ich mich noch weiterentwickeln konnte. Ich wollte wissen, was nun noch kommen konnte. Es war die Phase des spirituellen Egos. Mit einem solchen Ego ausgestattet, hatte man das Gefühl, die ganze Last des Universums auf seinen Schultern zu tragen und die Weisheit mit Löffeln gefressen zu haben. An mir wurden diese recht unangenehmen Züge auch innerhalb unserer Community im Zentrum bemerkt. Hier kam alles zutage, blieb nichts verborgen. Außerdem sorgte ich selbst dafür, weil ich meinem Ego ja eine Bühne geben wollte. Die anderen ließen mich spüren, dass diese Phase des spirituellen Egos ganz normal war. Jeder, der sein Leben einmal angepackt und verändert hatte, machte sie durch. So auch ich, und dann war es wieder gut. Bei vielen Menschen stehen Spiritualität und Esoterik nur deshalb in so schlechtem Ruf, weil es einige selbst erklärte Gurus gibt, die über ihr spirituelles Ego nie hinausgekommen sind.

Ich bin damals ins Zentrum gezogen, weil ich mit der normalen Welt nicht mehr klarkam. Natürlich ist auch dies nur ein weiterer

Glaubenssatz gewesen, der sich über die Jahre in mir gefestigt hatte. Jahrelang hatte ich nicht ein Mal den Gedanken, das Zentrum wieder zu verlassen. Das sollte sich eines Tages ändern, doch ich behielt den Gedanken vorerst für mich. Ich konnte mich mittlerweile kontrollieren, da ich auch gelernt hatte, wie man Energien lenkte. Nur gegen das, was das Leben mit einem vorhat, kann man keine Energien lenken und sollte es auch nicht versuchen. Ich bin überzeugt, dass wir alle in einem Fluss an unserem Schicksal entlangleben und innerhalb dieses Weges unsere Entscheidungen treffen, die uns aber nie vom eigentlichen Lauf des Flusses abbringen. Ich befasste mich intensiv mit der Seele und dem Seelenplan. Inzwischen war ich 29 Jahre alt und seit fünf Jahren im Zentrum. Nun zog es mich doch wieder in das Leben da draußen. Längst hatte ich eine gute Balance für mich gefunden, Probleme nicht nur mit den Menschen um mich zu besprechen, sondern dafür auch mit dem Universum zu kommunizieren. Ich sendete einen Wunsch ans Universum. Wenn es so sein sollte, dass ich das Zentrum verließ, dann sollte mir das Universum den richtigen Zeitpunkt zeigen und alles harmonisch verlaufen lassen. Meine Eltern gaben mir den Rat, vorerst zu bleiben, da es mir so gut ging und ich einen so guten Weg gegangen war. In ihren Augen war ich also offensichtlich noch nicht so weit, und so beobachtete ich mich selbst weiter und wusste, dass ich den richtigen Moment der Entscheidung spüren würde. Über die Jahre hatte ich einen Freund, der nicht im Zentrum lebte. Er war so alt wie ich, ernährte sich vegan und war leidenschaftlicher veganer Koch und Bäcker. Wir hatten gemeinsame Interessen, und er wurde wie ein seelischer Zwilling für mich. Auch mit einem Mädchen schloss ich damals Freundschaft, und oft waren wir zu dritt unterwegs. Alles fühlte sich gut an, und ich konnte nicht genug davon bekommen, was für viele Menschen draußen in der Welt nichts Besonderes war: neue Leute kennenzulernen und sich gegenseitig zu besuchen. Für etwas so Normales brauchte ich lange, musste auch erst wieder Vertrauen fassen zu der Welt außerhalb des Zentrums. Allmählich löste sich meine Bindung zum Zentrum und seinen Bewohnerinnen und Bewohnern. Es gab immer öfter Streit, den vorrangig ich vom Zaun brach. Ich erfüllte meine Aufgaben nicht mehr richtig, vergaß Kleinigkeiten, hielt mich nicht an Regeln, versprach Dinge, die ich nicht hielt, oder tat das Gegenteil von dem, was von mir erwartet wurde. All das nicht aus Bosheit, sondern weil mich die Kraft für die diversen Aufgaben verlassen hatte und auch die Freude daran. Ich wurde immer unglücklicher.

Ich konnte diese Entwicklung kaum kontrollieren, war wie fremdgesteuert. Die anderen Bewohner spürten, dass es mich nach draußen zog – sie machten mir keinen Vorwurf deswegen –, und wollten mit mir über meine Entwicklung reden. Aber ich sollte mich jetzt entscheiden, wollte ich gehen oder bleiben.

Ich war noch nicht so weit zu gehen. Ich wollte bleiben. Wir redeten offen und sehr ehrlich über alles, und die Situation war vorerst beruhigt. Aber von da an war es nicht mehr dasselbe für mich. Wir fuhren zum See, alle gingen baden, ich blieb draußen, schaute ihnen zu und traf meine Entscheidung: Ich würde ausziehen. Dann wollte ich mich doch lieber auf das Abenteuer der Veränderung einlassen, ein zweites Mal. Das Leben hatte immer Besseres mit einem vor und ließ die Dinge sich positiv entwickeln. Natürlich verspürte ich auch eine gesunde Angst vor der Veränderung, die einen ja auch vorsichtig macht und damit für Sicherheit sorgt. Aber letztlich ist nichts im Leben sicher, außer dass Veränderung eintritt. Plötzlich löste sich ein riesiger, fester Knoten in mir, und ich fühlte mich unendlich befreit. Das Leben zeigte mir in diesem Moment mehr als deutlich, dass es der richtige Moment und die richtige Entscheidung war, auch wenn ich nicht wusste, wie es weitergehen sollte. Nach dem Abendessen sprach ich mit dem Leiter. Er war nicht überrascht. Trotzdem wurde es ein emotionales Gespräch, das uns beide schmerzte. Wir sahen uns zum letzten Mal, umarmten uns lange und verabschiedeten uns. Anschließend verabschiedete ich mich von allen anderen in der Gruppe, und es war wieder sehr emotional. Auf einmal ging alles ganz schnell, aber da es sich für alle richtig anfühlte, war es für mich Zeit zu gehen. Schon längst hatte ich innerlich Abschied genommen, nun galt es, den Abschied auch nach außen zu vollziehen.

Mit dem ersten Zug am Morgen fuhr ich nach Berlin, rief von unterwegs meine Eltern an und kündigte ihnen an, kurz bei ihnen wohnen zu wollen, bis ich eine eigene Wohnung in Berlin gefunden hätte. Sie waren entsprechend überrascht, doch ihre Tür stand offen. Bei meiner Ankunft in Berlin kribbelte mein Körper von Kopf bis Fuß, gerade so, als hätte ich zehn Tassen Kaffee nacheinander getrunken. Vor Freude, Glück, vor allem aber Energie wusste ich nicht, wohin mit meinen Gefühlen. Zurück bei meinen Eltern, war ich ein anderer Mensch als zuvor. Es kam mir vor, als hätte ich in den fünf Jahren im Harz zehn Leben gelebt. Nach wenigen Wochen hatte ich eine Wohnung für mich. Bevor ich mich in alten Mustern verlieren konnte, die in immer derselben Frage mündeten, was wohl aus mir werden sollte, nutzte ich die Vorzüge von Social Media. Ich informierte mich über und besuchte alles in und um Berlin, was auch nur im Entferntesten mit Nachhaltigkeit bis hin zu veganem Leben zu tun hatte. So schnell wie nie zuvor fand ich Freunde und Gleichgesinnte, ging zu verschiedenen veganen Stammtischen, fuhr zu Events (sogar für vegane Singles gab es welche in einer veganen Berliner Cocktailbar!) und musste innerlich immer wieder vor Unglaube den Kopf schütteln. Hätte mir das einer noch vor zehn Jahren prophezeit, ich hätte ihn für verrückt erklärt.

In jenen Jahren hatte das Bewusstsein der Menschen einen riesigen Sprung gemacht und eine neue Qualität erfahren. Es war nicht so, dass ich nun erstaunt aus meiner Raumkapsel stieg und die Welt neugierig beäugte, aber in einem gewissen Abstand dazu hatte ich mich schon abgegrenzt und in meinem Mikrokosmos gelebt. Mein Alltag hatte aus Spiritualität bestanden, doch war ich mir dessen auch immer bewusst gewesen und nicht davon ausgegangen, dass

Spiritualität auch »draußen« diesen Quantensprung gemacht hatte. Jeder Vierte ging zum Yoga, Firmen luden sich Coaches und Mediatoren ein, Urlaub im Kloster war Trend und Reisen zu buddhistischen Tempeln und um sich aus der Palmblattbibliothek in Indien das Leben weissagen zu lassen, sowieso.

Ich begann – wie so viele damals – mein Essen mit dem Handy zu fotografieren. Die Bilder lud ich in den einschlägigen Netzwerken hoch und befütterte damit, was gemeinhin als »Foodporn« in die Internetgeschichte einging. Und da es sich um vegane Mahlzeiten handelte, bei deren Anblick garantiert auch jedem Fleischesser der Zahn tropfte, machte es mir besonders Spaß, mehr und mehr Fotos von schmackhaft aussehenden Zutaten und schön dekorierten Tellern zu posten. In mir steckte der Schrei, der nach draußen wollte, mein Wissen und meine Erfahrungen mit anderen zu teilen. Ich ging auf vegane Weihnachtsmärkte und Messen, durfte sogar in einem veganen Restaurant probekochen und wurde als Koch für ein veganes Event gebucht. Noch vor der veganen Ernährung stand und steht für mich jedoch die neu entdeckte Spiritualität in meinem Leben. Mein Verstand kam dieser Entwicklung kaum hinterher, ebenso wenig mein Körper. Ich musste mir Grenzen setzen, um nicht den roten Faden in meinem Leben zu verlieren und nicht wieder so zu übertreiben wie früher. Und wenn das doch geschah, dann hatte ich dank meiner Jahre im Zentrum die richtigen Techniken an der Hand, mich schnell wieder in die richtige Spur zu bringen.

Auf einem weiteren Kochevent erzählte ich meine Geschichte zum ersten Mal vor einem Publikum. Reisen zu Biofachmessen und ein Vortrag vor mehr als 150 Leuten folgten. Alles war neu für mich. Nie zuvor hatte ich es gelernt, ein Programm, eine Ernährungsweise oder gar neue Lebenseinsichten vor einem Publikum zu präsentieren. Nach und nach fühlte sich mein Leben wie runderneuert an. Auf jeder Messe und jedem Event lernte ich wieder neue Menschen kennen, mit denen mich vieles verband. Ich wurde angefragt, vegane Kochkurse zu unterstützen. Mein Einsatz ging viral, und bald war ich – ohne eine eigene Videoplattform oder Website zu haben – bekannt als »der vegane Koch Robert«. Ich lernte die großen bekannten Vertreter veganen Lebens in Deutschland kennen und gab dem *Welt Vegan Magazin* ein Interview. Ich feilte so an meinen Vorträgen und Interviews, dass ich die Kurve von der Krankheit zur Heilung durch vegane Ernährung gut hinbekam, trotzdem aber niemanden von meiner Erfahrung ausschloss, der sich weder vegetarisch noch vegan, sondern einfach nur gesund ernähren und damit heilen wollte.

Bald war es mir zu wenig, nur als der vegane Koch betrachtet zu werden und die Spiritualität beiseitelassen zu müssen. Es war nicht meine Ernährung, sondern meine Lebenshaltung, die mich geheilt hat. Ich legte den Fokus der Videos, die ich dann schon selbst veröffentlichte, mehr auf meinen Heilungsweg, auf mich als Person und mein Leben. Ich wurde offener, noch viraler im Netz, und schließlich bekam ich mein erstes großes Online-Interview, das fast zwei Stunden lang war und in dem ich frank und frei von der Entdeckung aller spiritueller Themen erzählen konnte.

Sogar das »Veggie-Radio« – ein veganer Radiosender! Von der Existenz eines solchen Senders war ich völlig überrascht! – lud mich für ein Interview ein. Durch meine nun häufiger werdenden Vorträge traf ich jede Menge Fitness-YouTuber und merkte überhaupt erst einmal, wie weit Spiritualität – Körperkult – Gesundheit – Wellness – und ähnliche Themen nun schon miteinander verschmolzen. Spiritualität war nicht nur in der Mitte der Gesellschaft angekommen, sondern sie war auch noch sexy.

Ganz ließ ich die Hände nicht vom Kochen, sondern startete mit Freunden eigene Kochshows als Live-Events. Jede Woche schlossen sich uns neue Leute an, die wiederum neue Ideen und Variationen zum Thema Lebensmittel und Ernährung einbrachten. Manchmal dachte ich an die Worte meiner Mutter: Dies war das Jahr, in dem ihr die Wahrsagerin für mich eine große Liebe vorhergesagt hatte. Doch zuerst einmal beschäftigte mich die Frage, ob ich für die Leute immer noch der vegane Koch oder eher ein spiritueller Lehrer war. Sicher ist nur, dass ich zu einem Brunch bei Freunden als Koch geladen war. Und dort – es waren die schönen Tage zwischen den Jahren – begegnete mir Manja. Sie saß inmitten einer Traube aus Menschen, die der Gastgeber ausschließlich über Social Media kennengelernt und zu sich eingeladen hatte. Ich sah sie an und spürte sofort eine Verbindung. Nach dem Treffen wartete ich nicht lange und rief sie an. Ich folgte meinem Gefühl, wir trafen uns, das Jahr war noch jung, wir auch – und schon bald verliebten wir uns ineinander.

An ihrer Seite konnte ich mich weiter entfalten, bekam nach meinem Beitrag im *Welt Vegan Magazin* nun auch ein Interview in der Zeitschrift *vegan für mich*, dazu Anfragen für Interviews auf Podcasts und auf verschiedenen Onlinekongressen. Das Folgende war abzusehen: Ich hatte wieder zu lange nur links und rechts geschaut, aber eben nicht in mich hineingehört. Meine Haut spielte verrückt. Ich musste meine To-do-Liste zusammenstreichen. Mein Traum vom vegan kochenden spirituellen Heiler schien zu platzen, und zwar hochverdient. Ich nahm Kontakt zu meiner Heilerin auf, die auch Channelmedium war und lange in dem Zentrum im Harz gelebt hatte, von dem ich gerade Abschied genommen hatte. Neben meinen körperlichen Beschwerden machte sich trotz all der Erfolge plötzlich eine unsägliche Zukunftsangst breit. Mir ging es gut, ich war verliebt, für meine Verhältnisse war ich sogar beruflich erfolgreich. Aber gerade das, all diese ungewohnten Umstände schürten in mir diese scheinbar lächerliche, unbegründete Angst. Monatelang kommunizierte ich mit ihr. Nach und nach gelang es ihr, meine inneren Blockaden zu lösen. Manja hielt zu mir in dieser Zeit. Unsere Verbindung wurde noch intensiver. Es dauerte vergleichsweise lange, bis ich wieder auf dem Damm war, und mein Körper spiegelte mir in dieser Zeit so einiges. Ein Teil von mir wollte den Weg in die Kochkarriere nicht weitergehen. Warum sollte ich mich für den Rest meines Lebens nur noch mit Essen und veganem Kochen beschäftigen, obwohl ich doch so viele andere Erfahrungen gemacht hatte, die Geist und Seele betrafen.

Als es mir besser ging, gab ich meine Wohnung bei Berlin auf und zog zu Manja in die Stadt. Nach der langen Pause, in der ich viel herumprobiert hatte, erkannte ich, dass ich das Herz, die Leidenschaft und damit die Energie für das Kochen verloren hatte. Ich zog mal wieder einen Schlussstrich und folgte erneut meinem Herzen.

Ich änderte sämtliche Online-Profile von mir auf Social Media und verfiel in Panik, was nun wohl wieder alle von mir denken würden. Die nötige Gelassenheit, die Meinungen anderer Leute einfach nur zur Kenntnis zu nehmen, hatte ich noch nicht in mir. Ich verfasste spirituelle Texte und setzte sie ins Netz zusammen mit professionellen Fotos von mir. Was erst einmal als die typische Eitelkeit im Netz angekommen sein mag, entpuppte sich bald als brauchbare Methode, gute Nachrichten und auch ein paar Weisheiten (nicht alle von mir) an mein Foto und meine Lebenswelt gekoppelt unter die Menschen zu bringen. Ich selbst nehme mir die eine oder andere Botschaft aus dem Netz mehr zu Herzen, bei der ich erkenne, dass ihre Absenderin oder Absender mich an ihrer Welt teilhaben lassen und dabei authentisch wirken.

Der Erfolg bewies mal wieder, dass meine Angst unbegründet war, eine reine Kopfgeburt, und dass das Leben permanent in Veränderung ist und erst so zu einem lebenswerten, inhaltsreichen wird. Beim Verändern lässt man Altes los, damit einem das Universum das Neue zeigt. Mein Weg war wohl als ein spiritueller Weg geplant. Ich war jetzt Robert Löchelt, Experte für mehr Energie, Gesundheit und Spiritualität. Diese Veränderung zuzulassen war schwer, denn ich verlor den Kontakt zu vielen Menschen, die mir in den Netzwerken gefolgt waren. Am Anfang einer Idee ist man oft allein damit. Diesen Moment auszuhalten und den Weg weiterzugehen, zahlt sich auf jeden Fall aus, trennt den Weizen von der Spreu, was einem nahestehende Menschen angeht.

Geduld haben. Neues erschaffen. Letzteres gelang mir durch

meine Ausbildung im »Trance Healing« bei Bahar Yilmaz und Jeffrey Kastenmueller. Auf diesem Seminar musste ich weinen – vor ungefähr 80 Leuten. Ich konnte es nicht kontrollieren. Es war mir peinlich, als Mann vor einem überwiegend weiblichen Publikum Tränen zu vergießen. Ich hatte in einer Meditationsübung eine tiefe Trance durchlebt. Meine Trainerin Bahar Yilmaz sieht es sofort, wenn sich in einem Menschen eine tief greifende Veränderung vollzieht, so wie es bei mir in der Übung der Fall war. Sie kam sofort auf mich zu und bot mir an, mit ihr über all das zu reden, was mit den Tränen aus mir herauswollte. Ich erzählte ihr, wie viele Schmerzen ich hatte durchmachen müssen und dass ich jetzt einfach nur noch meinen Weg gehen wollte. Bahar bezog auch die anderen Seminarteilnehmer mit ein, die mir Beifall spendeten für meine Offenheit und meine Einstellung. Es sei stark und mutig, diesen Weg zu gehen, und auch, sich weinend zu zeigen. Es sei stark, über seine Gefühle, Schwächen und Ängste zu sprechen, wurde mir gespiegelt. Als Mann wolle man immer stark sein und vergesse dabei, wie heilsam das Zeigen und Leben von Gefühlen ist. Auch Manja wohnte meinem Gefühlsausbruch bei, und wir verliebten uns neu ineinander.

Zurück in Berlin, baute ich mir innerhalb der nächsten Monate ein neues Netzwerk auf. Ich wollte der Idee, dass der Mensch seinem Herzen folgen sollte, eine Heimat geben. Das vegane Kochen behielt ich bei – für mich selbst und andere –, doch war es für mich an der Zeit, mich weiter auf die spirituelle Seite des Lebens zu fokussieren. Es nützt nichts, sich gesund zu ernähren und gleichzeitig einen Job oder eine Beziehung zu haben, die so viel Energie zieht, dass man unglücklich ist oder sogar krank dabei wird. Nach dem Seminar des Trance Healings befand ich mich auf einem Weg absoluter Klarheit. Ich erkannte, dass mein Weg einen unendlichen roten Faden besaß: Wir Menschen leben in einer 8 oder auch Unendlichkeitszeichen. In der 8 unseres Lebens geht es auf und ab, das aber stets in eine bestimmte Richtung. Natürlich will unser Verstand uns immer einreden, dass vieles, was uns widerfährt, Zufall ist. Tatsächlich aber sind es Fügungen, die sich entlang des roten Fadens in der unendlichen 8 abspielen. Ich spürte, meinen Weg jetzt offen und ehrlich gehen zu können, weil ich ihn endlich gefunden hatte. Ich konnte fortan zu allen meinen Ängsten stehen und mich noch mehr auf meine Seele einlassen. Ich war nicht allein. Ich war nicht seltsam. Ich hatte lediglich ein neues Bewusstsein für mich entdeckt. Um dieses Wissen und meine Erfahrungen weiterzugeben, begann ich mein eigenes Mentoring-Programm, bei dem ich Menschen dabei begleitete, über ihren Körper, ihren Geist und ihre Seele mehr an Energie und damit Lebensqualität zu bekommen. Nirgends wird uns gelehrt, wie man lange, gesund und glücklich lebt und alle wichtigen Prinzipien, die uns das Universum täglich zeigt, sieht und anwendet. Das Leben wollte von mir, dass ich lehrte. Bis an mein Lebensende will ich Menschen zu mehr Bewusstsein verhelfen, auf dass wir Menschen endlich erkennen, dass wir nicht Besitzer der Erde oder der Tiere sind, sondern Helfer und Unterstützer, um Flora und Fauna und damit uns selbst weiter am Leben zu erhalten. Und ja, es ist schön, dabei Fehler zu machen und sich an ihnen entlang weiterzuentwickeln. Wasser in einer vollen Regentonne läuft bei Regen über und sucht sich einen neuen Weg. So funktionieren Entwicklung, Spiritualität und Energie. Irgendwann musst du es weitergeben. Wir alle kennen den Spruch, dass Geben seliger ist als Nehmen. Aber wer lebt wirklich täglich danach? Ich möchte Menschen berühren, damit sie erkennen, dass sie mehr aus ihrem Leben machen können, als sie denken. Dass es normal und sogar sexy ist, sich für eine größere Sache mit Spiritualität einzusetzen. Von außen wird mir immer mehr gespiegelt, dass ich auf dem richtigen Weg bin. Es dauerte seine Zeit, bis die Nachricht verbreitet war, dann platzte der Knoten, und ich wurde zu Interviews, Onlinekongressen und Events eingeladen. Als Typ Mensch bin ich völlig normal, zumindest halte ich mich dafür. Wahrscheinlicher aber ist, dass ein spirituelles Leben für mich mittlerweile ein normales Leben ist. Vielleicht gibt es die Kategorie des »Normalseins« aber auch gar nicht, denn wer legt sie fest? Normale Menschen oder Menschen jenseits der Norm? Menschen aller Hintergründe von Jesus bis Einstein und die unzähligen namenlosen Retter und Helfer in Krisensituationen haben Großartiges geleistet, sind über sich selbst hinausgewachsen und haben positive Dinge für die Menschen und die Erde vollbracht. Und davon braucht es noch mehr, solange alle drei Sekunden ein Mensch stirbt, weil er nichts zu essen und zu trinken hat und andere gleichzeitig nicht wissen, wohin mit ihrem Geld. Auch dies ist nur Energie und ihr Austausch. Hier bringe ich mich ein und lade jede und jeden mit dazu ein. Unsere Welt muss ins Gleichgewicht kommen. Mit meiner Geschichte möchte ich den Menschen zeigen, dass der Kopf oft ein ganz anderes Leben leben möchte als das Herz, und dass das Herz oft etwas Besseres mit einem vorhat, als man denkt. Man muss es zulassen und etwas Mut aufbringen, diesen Weg zu gehen. Den Menschen soll es wieder Spaß machen, sich weiterzuentwickeln. Sie sollen Freude empfinden beim Meditieren und Erfolg, wenn sie ihr Bewusstsein auf das nächste Energielevel bringen, um es dann an andere weiterzugeben. Dann wird sich eines Tages jede und jeder Einzelne von uns daran erinnern, wer sie oder er eigentlich ist. Ich habe mich von einer Krankenakte befreit und bin meiner Bestimmung gefolgt. Ich konnte mir meinen Traum erfüllen und wieder Fußball spielen. Das Leben hat mir alles gegeben, was ich zum Überleben brauchte. Also war es an der Zeit, etwas zurückzugeben.

Wenige Tage nach meinem 33. Geburtstag bekam ich vom Ullstein Verlag die Zusage für mein Buch. Neben den zahllosen Möglichkeiten auf den Social-Media-Kanälen ist das für mich immer noch die beste, um eine Botschaft unter die Leute zu bringen: das gedruckte Buch. Mit meiner Geschichte möchte ich so viele Menschen wie möglich erreichen und ihnen nahelegen, endlich aufzuwachen. Denn das hier ist nicht mehr die Probe, das hier ist bereits der Auftritt. Mein Weg endet nie. Nach oben gibt es für mich keine

Grenzen. Ich kann nicht alles richtig und es nicht jedem recht machen. Ich gebe mein Bestes und achte darauf, mein Level an Gesundheit und Spiritualität ständig weiterzuentwickeln. Niemand von uns weiß, was die Zukunft bringt, aber jeder von uns weiß, dass der Weg bereits das Ziel ist. Im hohen Alter möchte ich sagen können, dass ich mir und meinem Herzen treu geblieben bin, dass ich meinen Weg gefunden und erkannt habe, worum es hier auf Mutter Erde – unserem Zuhause – wirklich geht. Wunder sind möglich, aber nur, wenn wir sie zulassen. Glück, Erfüllung und Wunder wollen genauso erarbeitet werden wie alles andere im Leben. Ich genieße das Hier und Jetzt, bin mir aber der plötzlich möglichen Veränderung im Leben bewusst. Im Gegensatz zur Zeit als Dimension ist die Lebenszeit begrenzt. Mir ist wichtig, den Menschen wieder mehr bewusst zu machen, dass sie ihre begrenzte Zeit umso sinnvoller nutzen und nach mehr als der schnöden Materie streben. Dass es eine Bereicherung ist, nicht nur an sich selbst zu denken. Dass alles EINS ist. Dass wir Menschen wieder den Abenteuergeist zulassen und mehr riskieren, um unseren Weg zu finden. Das Le-

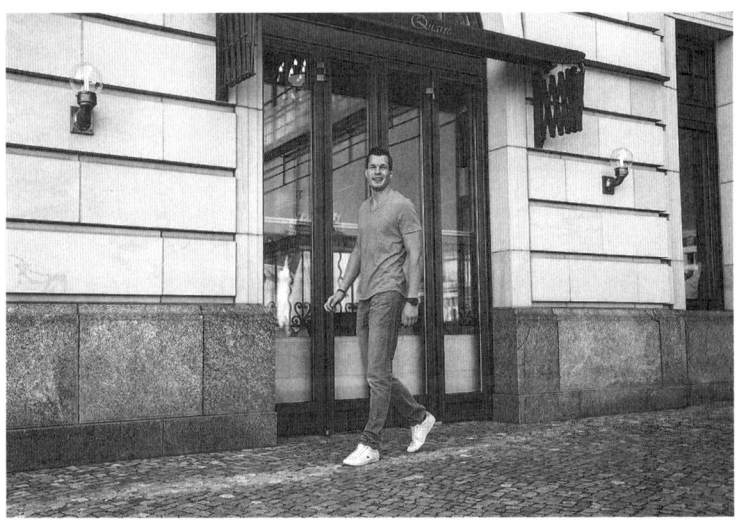

ben prüft einen oft lange, bis man für seinen Weg belohnt wird. Es gibt nur die eine Sicherheit im Leben, und die ist Veränderung. Ich danke meiner Seele, allen Menschen, die mich unterstützt haben und unterstützen, und wünsche jedem, dass er für sich die Wahrheit findet.

Spirituelle Techniken – kurz erklärt

Channeling

In diesem Kapitel geht es um das Thema Channelmedium und Channeling. Wie es der Name im Englischen schon sagt, geht es um eine Kanalisierung. Menschen, die Kontakt zur geistigen Welt haben, erhalten von dort Botschaften und Informationen. Sie kommunizieren mit der geistigen Welt. Was sich im ersten Augenblick verrückt anhört, ist aus einem großen Bewusstseinswandel erwachsen, der sich seit einigen Jahren in der Menschheit vollzieht. Mittlerweile wurde wissenschaftlich analysiert, dass sich die Energie auf der und um die Erde herum erhöht. Erhöht sich Energie, dann setzt das im Menschen Prozesse in Gang, so auch neue Denkprozesse. Abhängig von der eigenen Sensibilität tritt dieser Wandel bei der oder dem einen oder anderen früher oder später ein. Channeln zu erlernen kann je nach eigener innerer Einstellung, Alter und Auffassungsgabe von einem Seminarwochenende bis zu Jahren des Studierens und Übens dauern. Es hängt davon ab, was ich den »Seelenvertrag« bei der Geburt nenne: Bevor wir uns in ein Leben als Seele in einen menschlichen Körper inkarnieren, schmieden wir einen Seelenplan. Wir nehmen uns vieles vor in diesem Leben. Wir suchen uns unseren Körper aus. Wir schauen, wie viel Karma wir haben und ob und wie wir es ausgleichen können. In allen unseren Leben haben wir positive und negative Dinge bewirkt, einfach weil wir sie erfahren wollten. Darin liegt begrundet, dass nicht alles im Leben Zufall ist. Ein Seelenplan entwickelt sich aber auch aufgrund unseres freien Willens. Schon auf dem Weg dahin lohnt es sich immer, offen zu sein für jede Botschaft, die einem sein Umfeld oder der eigene Körper sendet.

Ich habe meine eigenen Erfahrungen zum Thema Channeling gemacht und nutze dieses Tool permanent. Ich channele meine Seele. Bin ich an einem Punkt im Leben, an dem ich nicht weiterweiß, dann befrage ich mein höheres Selbst. Die Qualität und Klarheit der Antworten hängen immer von meiner eigenen Tagesform ab und davon, wie offen der Kanal zu meiner Seele ist. Je gesünder ich bin, umso mehr Energie habe ich gerade und umso besser können die Informationen durch mich hindurchfließen. Mehr ist das nicht. Es ist eine tief empfundene Fragestellung an mich selbst und das Erkennen der Antworten, die folgen. Menschen channeln Gott und Jesus und auch ihren Engel. Der Erfolg hängt immer von der eigenen Verfassung und inneren Klarheit und Offenheit ab, unter der dieser Prozess der inneren Kontaktaufnahme mit einer Wesenheit oder der eigenen Seele erfolgt.

Das Channeln ist kein Trend. Ich betrachte es wie ein Handwerk für ein neues Bewusstsein, nach dem unsere Welt geradezu schreit. Ich bin überzeugt davon, dass bis 2030 ein Großteil der Menschen das Channeln beherrscht und nutzt und einen neuen Zugang zu ihrem Inneren hat, und auch eine vegane Lebensweise wird ganz normal sein und nicht mehr mit Dünkel und Herablassung betrachtet werden. Die spirituelle Entwicklung des Menschen schreitet in Riesenschritten voran. Mehr und mehr Menschen erkennen, dass es auf der Welt und in ihrem Umfeld mehr gibt als nur das, was wir naturwissenschaftlich und mathematisch erklären können.

Meine Mentorin Astrid Benne, ein Channelmedium, hilft mir mehr, als ich es selbst kann, wenn ich in einer Krise stecke, die es aufzulösen gilt. Wieder hatte ich schwere Hautprobleme, und das trotz allem, was ich über Ernährung und Meditation wusste. Nichts schlug mehr an. Ich legte mich schließlich für 36 Stunden in ein Basenbad, und das ohne Essen und ohne Schlaf. Wie so oft in meinem Leben fiel ich wieder von einem Extrem ins andere, ohne danach mein Gleichgewicht zu finden. Meine Mentorin brachte mir bei, den Kontakt zu meiner Seele zu suchen und zu finden und ins Gespräch mit ihr zu kommen, wodurch die Lebensenergie wieder besser fließen kann. Ihre Informationen und Energien waren die pure Heilung für mich. Sie sah, dass ein Fluch aus einem Vorleben über mir lag, und wollte ihn in die Heilung bringen. Ich saß währenddessen ganz ruhig da, die Augen geschlossen, und ließ alles einfach geschehen. Ein Kribbeln machte sich in mir breit, es pflügte sich durch meinen Körper und schien jede Blockade darin mit Leichtigkeit aufzulösen. Noch nie hatte ich so intensiv gefühlt, alles geschah unabhängig von meinem eigenen Tun, und ich begann, unkontrolliert zu weinen, stundenlang. Ich spürte die absolute Wahrheit über mich und die Befreiung von etwas Dunklem in mir, das mich immer wieder in alte Lebensmuster zurückgerissen hatte.

Seitdem ist meine Haut geheilt – das sensibelste Nervenorgan des menschlichen Körpers. Diese Erfahrung vertiefte mein Bild von Heilung noch mehr, und mein Wille wurde noch größer, dieses Bild mit der Welt zu teilen.

Ich habe einen Traum: Ein Mensch mit gesundheitlichen Beschwerden geht zum Arzt. Dieser lässt sich alles schildern und sieht sich auch die Anamnese seines Patienten an. Er greift zum Telefonhörer, und kurz darauf öffnet sich die Tür. »Das ist Schwester Bianca. Sie wird die Ursache Ihrer Beschwerden finden. Und dann finden wir die Lösung dafür.« Und in meinem Traum ist Schwester Bianca ein gutes, ein reines und ehrliches Channelmedium. Diese Adjektive sind wichtig, denn es wird viel Schindluder in dem Bereich der Spiritualität getrieben. Es gibt genügend Menschen, die keine ausreichende Erfahrung und auch zu wenig Willen und Ausdauer auf diesem Gebiet haben. Es genügt nicht, irgendwo ein Wochenend-Seminar zu belegen, von dort ein Zertifikat mitzubringen und sich dann »Medium« oder »Heiler« zu nennen.

Begegnet man einem selbst ernannten Channelmedium, ist es

wichtig, auf sein Bauchgefühl zu hören, denn Bauch und Herz lügen nie. Bei einem reinen Channelmedium schimmert kein Ego durch, es stellt seine Persönlichkeit in den Hintergrund. Seine Botschaften berühren dich sofort. Diese Gabe ist eigentlich keine Gabe, denn sie wird einem nicht geschenkt. Sicher braucht es ein Talent und eine Veranlagung, um Medium zu sein. Der Rest ist Entwicklung. Ein Medium versucht nicht, dich von sich abhängig zu machen. Einige Menschen können gar nicht mehr aufhören, Fragen zu stellen, denn alles scheint dadurch so einfach und leicht lösbar. Andere verwechseln das Channeln eines Mediums mit Zaubertricks. Sie stellen sinnlose Fragen nach der verstorbenen Katze oder ob es nötig sei, das Auto abzuschließen, weil man doch zu 100 Prozent im Vertrauen leben könne.

Fragen an ein Medium sollen Sinn für deine eigene Entwicklung ergeben oder dich retten, wenn du an einem Punkt bist, an dem du nicht mehr weiterweißt, wenn Ärzte dir nicht mehr helfen können oder Therapien nicht mehr greifen oder du schlicht unglücklich bist. Die Botschaften sollen sinnvoll sein für unsere Welt, unsere Umwelt und die Tiere und Pflanzen, die darin leben. Letztlich geht es immer um ein neues Bewusstsein, das unsere Welt so dringend braucht.

Ein Channeling ist wie Aladins Wunderlampe, ein Orakel oder der Blick in eine Kristallkugel. Ich empfehle dir Fragen dieser Art:

Was sind die nächsten und wichtigsten Schritte in meinem Leben?

Bin ich bereits auf meinem Herzens- und Seelenweg?

Worauf muss ich in meiner jetzigen Situation besonders achten?

Was möchten meine Seele und das Leben von mir?

Du kannst auch deinen Körper channeln lassen, denn er ist ein eigenständiges, hochintelligentes System, das alle notwendigen Prozesse für dein Wohlbefinden ausführt. Er regeneriert sich von allein und verfügt über Selbstheilungskräfte. Du kannst ihn von einem guten Medium behandeln, reinigen und heilen lassen. Lässt du ihn channeln, dann fragst du am besten, was er gerade jetzt am meisten benötigt. Hinterfrage, ob du tatsächlich Allergien hast oder vielleicht nur ein Glaubenssatz in dir ruht, der dir allergische Reaktionen abverlangt und vorspiegelt. So könntest du die Ängste in dir entdecken, die so stark und verantwortlich dafür sind, dass dein Körper allergisch reagiert. Beim Channeln kannst du prüfen, was dein aktuelles Lebensproblem ist. Oft sind es nicht nur körperliche Symptome, denen man nachgehen sollte, sondern Denkmuster, die aufgelöst werden wollen. Alles ist mit allem verbunden. Dein Verstand kommt permanent an seine Grenzen, doch nur wenn er an seine Grenzen gebracht wird, kann er diese auch verschieben. Dann findet Entwicklung statt.

An diesen Fragen erkennst du, worum es letztendlich immer geht: um deinen Weg, um deine Entwicklung, und vor allem darum, das Gelernte irgendwann, wenn die Zeit reif ist, weiterzugeben. Denn nur so wird das Leben auf der Erde auch weiter funktionieren. Gerade in unserer heutigen digitalen Welt müssen wir begreifen, dass GEBEN das neue HABEN ist. Kein Einkommen ist sicher und auch keine Rente. Reichtum zu teilen sorgt für mehr Gleichgewicht auf dieser Welt. Wissen zu teilen sorgt für einen höheren Wissensstand der Menschheit. Und ehrlichen Herzens Gefühl zu teilen zahlt einem das Universum tausendfach zurück. Dir wird gegeben, was du für deinen Weg brauchst. Das können Begegnungen sein oder ein verlockendes Angebot. Wichtig ist, den Zusammenhang zu fühlen und nichts für reinen Zufall zu halten.

Ein Freund von mir erlernte das Channeling und schien dafür begabt. Nur ein Jahr später hatte er diese wertvolle Gabe verloren. Ich fragte mich, wie das passieren konnte, und begriff es erst durch meine Zeit im spirituellen Zentrum. In Sachen Energieerhöhung, Gesundheit, Körper, Geist und Seele gibt es keine Grenzen nach oben, doch es gibt sie nach unten. Jeder weiß, wie viel schwerer es ist, sich von unten nach oben zu arbeiten, statt einfach oben auf einem erreichten Level zu bleiben. Die geistige Welt, mit der du immerhin 24 Stunden am Tag und sieben Tage die Woche in Kontakt bist, spürt natürlich, ob du dich mit einer Gabe verlierst oder ob du damit umgehen kannst. Eine Gabe zu verlieren heißt, den Draht zur geistigen Welt verloren und sich gedanken- und seelenlos mit der Gabe befasst zu haben. Der Freund hatte eine schwere Seelenkrise durchlebt, sogar Suizidgedanken gehabt und dann die Gabe des Channelns verloren. Das Universum hat ihm eine Lektion erteilt: Wir verlassen diese Erde, wenn unser Geist und unsere Seele unseren Körper verlassen und die Zeit dafür gekommen ist. Selbst wenn man sich mal für eine Weile verirrt, was mir ständig in meinem Leben passiert ist, kann man sich trotzdem energetisch weiterentwickeln und eine Gabe neu erfahren. Alles ist immer möglich, denn das Leben ist grenzenlos. Ehrliche Selbstreflexion ist dabei unentbehrlich. Wir sind hier auf dieser Erde, um Erfahrungen in einem dreidimensionalen Körper zu machen. Daran sollte man sich auf dem eigenen spirituellen Weg täglich erinnern.

Ein Channelmedium ist so rein, dass sich sogar Stimme, Gesicht und Gestik beim Channeln verändern. Bei meiner ersten Sitzung mit einem Medium wagte ich kaum, eine Frage zu stellen. Generell bin ich eher ein lernender Beobachter. Hier hatte man mir vorher schon gesagt, es sei nicht schlimm, wenn meine Frage nicht drankäme, denn jemand anderes würde garantiert für mich mitfragen. Und so war es auch. Jeder in der Runde fragte etwas zum Vorankommen im Leben, was als Frage auch mir auf der Zunge lag. Als ich dann doch dran war, war ich aufgeregt, wie wir Menschen es eben oft bei neuen, unbekannten Dingen sind. Auf eine ganz ähnliche Frage wie zuvor bei den anderen bekam ich eine völlig andere Antwort. Es fing an in mir zu kribbeln, mein Verstand setzte aus, so überrascht und ungläubig war ich bei dem, was das Medium über mich sagte. Im Vorfeld des Seminars hatten wir weder geredet, noch kannte sie meinen Lebensweg. Sie sprach über meine schwersten Probleme und Ängste, und das alles bis ins Detail. Woher wusste sie von alledem? Es waren nicht nur gesprochene Worte, sondern ich spürte fließende Heilungsenergie. Mein Herz öffnete sich, und ich musste mir die Tränen verdrücken. Ich erfuhr eine neue Wahrheit und erlebte, was es in dieser grenzenlosen Welt für Möglichkeiten gibt. Ich fragte nach Manja und unserer unerklärlich tiefen, innigen Verbindung und der ebenso einzigartigen zu meinen Eltern, die mich bedingungslos durch Höhen und Tiefen begleitet hatten. Natürlich wird nicht jede Antwort bei jedem eine Sensation auslösen, doch ich bin davon überzeugt, dass an der Nachricht etwas dran ist, dass Manja und ich schon in unserem Vorleben ein Paar waren und meine Eltern wiederum seit Atlantis. Die Botschaft lautet doch eigentlich nur, dass ich von Menschen umgeben bin, die auf unbewusster Ebene wissen, wie stark sie sind, und das auch ausstrahlen. Es ist unerheblich, ob man weiß, was im Vorleben geschehen ist, denn es ist und bleibt Vergangenheit. Wenn du glücklich lebst und eine herzliche Verbindung zu einem Menschen hast, dann genieße das, ohne es zu hinterfragen. Jede Verbindung ist vergänglich und wird so in dieser Form nie mehr vorkommen. Es ist wichtig, für dich selbst die richtigen Fragen zu stellen, deren Antworten dich in deiner Entwicklung weiterbringen. Meinem Ego tat es gut zu wissen, dass Manja und ich uns wohl schon seit 600 Jahren kennen. Für meine Entwicklung und unsere Beziehung jedoch ist das unerheblich. Mir ist egal, ob jemand an Vorleben glaubt. Es gibt sie so, wie die Sonne scheint. Wir leben in einem unendlichen Raum voller unendlicher Energien, Planeten und Galaxien: dem Universum. Sehen können wir es nicht. Unendlichkeit können wir nicht fassen. Aber wir wissen, dass es Unendlichkeit gibt. Sei offen für Unbekanntes, denn im Leben können wir nur durch Neues unseren Horizont erweitern. Du kannst deine Zukunft und die Entscheidung für deinen nächsten Schritt channeln oder channeln lassen, aber du musst nicht. Wer die eigene Lebensenergie auf einem gesunden Level hält, bei dem schwingen auch das Herz und das Bauchgefühl am höchsten. Sie oder er weiß genau, was der nächste wichtige Schritt ist, und lebt unabhängig und auf den eigenen Weg fokussiert. So musst du niemanden auf dieser Welt um Rat fragen, weil dein Leben im Fluss ist.

Bestellung beim Universum

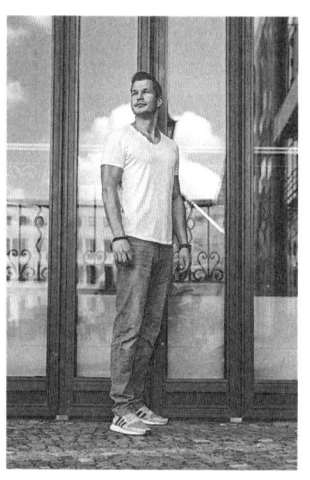

Wir leben in einem unendlichen Raum voller Zeit, Energie und Magie. In dieser Unendlichkeit ist unsere Erde unser Mittelpunkt und doch nur ein Stecknadelkopf verglichen mit hundertfach größeren Planeten, die wiederum im Universum ebenfalls nur Stecknadelköpfe sind. Wir auf der Erde denken und agieren in unseren Mustern und Systemen, wir halten uns für einzigartig und mächtig, weil wir die einzigen – uns bekannten – Wesen sind, die so weit entwickelt sind. Es scheint nichts Vergleichbares im Universum zu geben. Wir können uns unserer Einzigartigkeit jedoch nicht sicher sein, denn das Universum wird für die Ewigkeit ein un-erfahrenes, un-erforschtes Gebiet bleiben. In einem Punkt jedoch können wir in das Universum vordringen und es in seiner Ganzheit erfahren: wenn wir Menschen wieder im Einklang aus Bewusstsein und Universum zusammenleben. Die Mayas haben es uns vorgelebt. Der Maya-Kalender ist das Symbol dieser Einheit. Wir sollten in Kauf nehmen, uns nicht alles an Dingen zwischen Himmel und Erde erklären zu können. Unser Verstand wird niemals so viel aufnehmen, wie es unser Unterbewusstsein vermag. Wir stoßen permanent an unsere Grenzen. Umso wichtiger ist es, die Gesetze des Universums anzuerkennen und wieder mehr in unser Bewusstsein zu holen. Die

Entwicklung des Menschen in den letzten 100 Jahren ist Fluch und Segen zugleich. Wir haben uns von der Natur und unseren Gefühlen entfernt, leben mehr und mehr in einer Blase, statt rauszugehen. Mit jedem simplen Einkauf unterstützt jeder von uns eine Lobby, die unserer ethischen Vorstellung gar nicht entspricht, in der Lebensmittelindustrie beispielsweise oder der Textilindustrie, Autoindustrie, Pharmaindustrie, Computertechnik. Die Menschheit hat sich ethisch nicht zum Besseren entwickelt, und das wird uns jetzt allmählich bewusst. Ich selbst bin ein großer Fan von schnellen Autos und hochentwickelten Handys. Energetisch betrachtet macht es unsere Erde und damit uns selbst kaputt. Wir können und sollen die Entwicklung nicht aufhalten, aber wir müssen wieder mehr Gefühl für unsere Erde, das Universum, unsere Seele und unseren Körper entwickeln und bei jedem Schritt und jeder Entscheidung einmal mehr überlegen, was ihnen und uns letztendlich guttut. Jeder Nachteil hat seinen Vorteil. Ohne meine Krankheiten wäre ich nie an mein heutiges Wissen und zur Heilung gekommen.

Das Buch *Bestellung beim Universum* von Bärbel Mohr hätte ich ohne meine erste Nahtoderfahrung nie gelesen. Ich stieß im Wartezimmer meines Pranaheilers darauf, zu einer Zeit, als mir der Sinn noch mehr nach Klatschblättern stand. Es war mein erstes spirituelles Buch und das erste Buch, das ich freiwillig außerhalb von Schule oder Ausbildung las. Heute kann ich jedem nur nahelegen, sich auf ein spirituelles Buch wie jenes einzulassen, da es viel auslösen kann und den eigenen Horizont erweitert. Auf jeder Seite spürte ich wieder dieses Kribbeln von Kopf bis Fuß, ich war wie auf Droge und las bei jedem Termin im Wartezimmer gierig weiter. Ich lernte, dass man beim Universum alles bestellen kann und die Wünsche auch erfüllt werden, wenn man einige Dinge dabei beachtet. Denn Wünschen ist eben keine einseitige Angelegenheit. Ihm liegt das Prinzip zugrunde, dass wir uns als Menschen wieder bewusst machen, selbst der Schöpfer unseres Lebens zu sein. Mit unserem Fokus, unserer Konzentration, unseren Gedanken und Gefühlen erschaffen wir alles, was uns umgibt, was uns gefällt, was uns beängstigt und verstört, was uns weiterbringt und was uns ausbremst. Worauf wir unsere Aufmerksamkeit lenken, dort entsteht etwas. Energie ist immer neutral, deshalb kann sie auch für negative Zwecke genutzt werden. Es ist ein universelles Gesetz, dass wir Liebe zurückbekommen, wo wir Liebe gesendet haben. Das Gleiche gilt für den Frieden, die Freude, den Spaß am Leben, gilt für Verantwortung, die wir übernehmen und die das Universum für uns übernimmt, sich für andere einzusetzen und dafür selbst auch Unterstützung zu bekommen. Man wird vom Leben belohnt, wenn man das Leben belohnt. Probier es aus: Es funktioniert!

Gerade deshalb ist es so wichtig, im Leben aufzupassen, welche Wünsche und Signale ich aussende. Wir leben in einer Dualität und Polarität. Nichts bleibt immer gleich, das Leben ist ständig in Bewegung in der besagten 8. Wir haben eine Seele, damit wir all diese Erfahrungen in unserem Körper hier auf der Erde machen. Bei meiner ersten Bestellung beim Universum wünschte ich mir natürlich nur eines: Heilung. Kurz darauf bekam ich die Chance, in das Seminarzentrum »Neue Erde« zu ziehen, der Rest ist Heilungsgeschichte.

Ich hatte nie viel Geld und lebte lange in finanzieller Abhängigkeit. Ich litt darunter, nicht arbeiten und eigenes Geld verdienen zu können, um mir eine Zukunft aufzubauen. Mit meiner Heilung im Zentrum war mein Fokus endlich frei für diesen Aspekt meines Lebens. Ich richtete meinen Wunsch ans Universum und konnte wieder arbeiten. Mit viel Inbrunst, Glauben an mich und die Qualität meiner Arbeit bestellte ich mir ein besseres Gehalt. Wenige Wochen später kam mir in den Sinn, endlich jene Versicherungen zu kündigen, die schon längst gekündigt gehörten. Kurz danach fuhr mir auf dem Weg zur Arbeit jemand bei roter Ampel hinten aufs Auto. Dem Unfallfahrer und mir war körperlich nichts passiert, er entschuldigte sich, er habe am Radio gespielt. Ohne die Versicherung zu kontaktieren, einigten wir uns auf ein paar Hundert Euro Reparaturkosten. So ersparte er sich die Schreibarbeit und wurde auch nicht hochgestuft. Mein Auto war alt, ich hatte gute Kfz-Schrauber als Freunde, und die Reparatur fiel erstaunlich günstig aus, sodass ich dem Mann das Geld am liebsten zurückgegeben hätte.

Kurz darauf fuhr ich nachts auf einer Landstraße mitten hinein in eine Herde Rehe, die überraschend auf die Fahrbahn gesprungen war. Trotz Vollbremsung erwischte ich das kleinste, es war noch ein Kitz. Ich rief sofort die Polizei und holte noch einen Freund hinzu, der in der Nähe wohnte. Ich stand unter Schock und blieb im Auto sitzen. Im Licht der Scheinwerfer sah ich das Rehkitz. Seitdem verspüre ich eine viel tiefere Verbindung zu Tieren und ihren Seelen, als ich es je für möglich gehalten hätte. Das Kitz schaute mich an wie ein Mensch. Es ist qualvoll gestorben, und ich kann nur hoffen, dass es meine Nähe und meine Liebe in seinen letzten Momenten gespürt hat. Ich fühlte mich schuldig.

Am Unfall selbst war ich nicht schuld, da ich weder zu schnell noch betrunken oder rücksichtslos gefahren war, also zahlte die Versicherung. Ich ließ das Auto wieder günstig reparieren, und erneut blieb eine Menge Geld übrig. Ich hatte einige Tausend Euro mehr auf dem Konto als zuvor und hielt das nie für einen Zufall. Meinem Pranaheiler erzählte ich neben diesen Erfolgen auch von meinem Schuldgefühl und dass das eine so nah beim anderen lag. Er wies mich darauf hin, dass hinter allem, was ich erschaffen will, eine Absicht steht, die von meinem Bewusstsein gesteuert ist. Er sprach von einem Klienten, der sich Geld beim Universum bestellt hatte und dessen Eltern kurz darauf starben, wodurch er ihr Geld erbte. Deshalb betonte er, dass das Wichtigste beim Erschaffen zusammen mit dem Universum sei, dass man immer dazu sage, dass alles, was man sich wünsche, eintreffen soll, ohne dass dabei ein anderes Wesen zu Schaden kommt. Alles, was ich mir bestelle, soll zugleich auch zum höchsten Wohl der Menschen, Tiere, der Erde und allem SEIN dienen. Seitdem setze er seine Bestellungen nur noch für sinnvolle Dinge ein und habe in der Folge auch keine Unfälle oder Schicksalsschläge mehr erleben müssen.

Das Wünschen funktioniert wie ein Visionsboard. Man erschafft sich das Leben mit Gedanken und Gefühlen und gibt dort seine volle Energie hinein. Ist die auf dem Board entstandene Vision im Einklang mit dem Universum und deinem Herzen und dem Leben an sich, wird sie sich verwirklichen lassen.

Mitten in meiner Lebenskrise bestellte ich mir beim Universum ein neues Leben. Was folgte, war mein Umzug von zu Hause in ein spirituelles Zentrum, in dem ich fünf Jahre lang mein neues Leben erlernte.

Mittlerweile bestelle ich nur noch sehr selten beim Universum, da ich mich inzwischen weiterentwickelt habe. Viel wichtiger ist mir nun mein Status quo: im Hier und Jetzt gesund und glücklich das Leben zu genießen und dabei im Einklang mit Körper, Geist und Seele zu sein. Weiß ich einmal gar nicht weiter, nutze ich die Technik in der Absicht, es möge zum Wohle aller etwas Gutes dabei herauskommen. Dass es mir beispielsweise gelingt, viele Menschen mit meinen Erfahrungen positiv zum Um- und Nachdenken anzuregen, damit mehr neues Bewusstsein in uns allen entsteht.

Eine kleine Anleitung zur Bestellung beim Universum

Schaue in den Himmel und sage: »Liebes Universum und alle, die mich unterstützen. Ich danke euch für alles. Ich spüre die starke Verbindung zu euch. Ich wünsche mir, ohne dass jemand oder etwas dabei zu Schaden kommt …«

Dann äußere deinen Wunsch hinsichtlich Gesundheit, Liebe, Partnerschaft, Geld, Beruf, Auflösung eines Konflikts (Konflikt benennen), Lösung eines Problems (Problem benennen). Dann äußere, bis wann (nenne Datum und Jahreszahl) die Bestellung vom Universum erfüllt sein soll.

Füge noch hinzu: »Bitte lasst alles sehr harmonisch auf mich zukommen.«

Und nach einer kurzen Pause die Worte zum Schluss:
»Liebes Universum, mein Wunsch ist abgeschickt.«

Es ist wichtig, den Wunsch loszulassen und nicht mehr darüber nachzudenken. Du lässt einige Zeit – eine Nacht mit Schlaf oder einen Tag mit Arbeit – vergehen. Dann schaust du wieder in den Himmel und sagst: »Danke, liebes Universum, dass mein Wunsch zu mir unterwegs ist und bereits da ist.«

Dann lässt du den Wunsch wieder los und denkst nicht mehr darüber nach, so als ob du in einem Onlineshop etwas bestellt hast, denn auch da rufst du nicht permanent die Post an und fragst nach deinem Päckchen.

Ebenso wichtig ist es, die Worte KEIN und NICHT beim Bestellen nicht zu verwenden, denn das Universum kennt diese Worte nicht.

Buddha sagt, Wünsche erzeugen Leid. Wie kann ein erfüllter Wunsch zu Leid führen? Ich zitiere die dazugehörige buddhistische Lehre:

»Die Wurzel der Leiden sind die Wünsche und Begierden des Lebewesens, die sich auf die Befriedigung der Sinne, den Sinnengenuß richten. Wie eine Seidenraupe Fäden erzeugt, die ihren eigenen Tod bedeuten, so erzeugt eine unwissende Person Begierden durch den Kontakt mit den Sinnesobjekten und wird so zur Quelle ihrer Leiden … Und bedeutet, daß die Befriedigung der Begierden zu neuen Begierden und somit zu neuen Leiden führt.« [4]

Wünsche haben immer eine gewisse Erwartungshaltung. Bei dem einen ist sie stärker, bei dem anderen schwächer ausgeprägt. Erwartungen stehen in enger Verbindung zu Unzufriedenheit. Ein unzufriedener Mensch wartet lange, wenn nicht für immer, auf die Erfüllung seiner Wünsche und Vorstellungen. Gefühle wie Unzu-

friedenheit sowie Neid, Missgunst und Ärger in all seinen facetten-
reichen Formen blockieren Energie im Körper und lassen sie nicht
frei fließen, was zu Blockaden im ganzen System führt. Deshalb
noch einmal der Hinweis: Beachte genau, was du dir mit welcher
Absicht bestellst.

Meditation

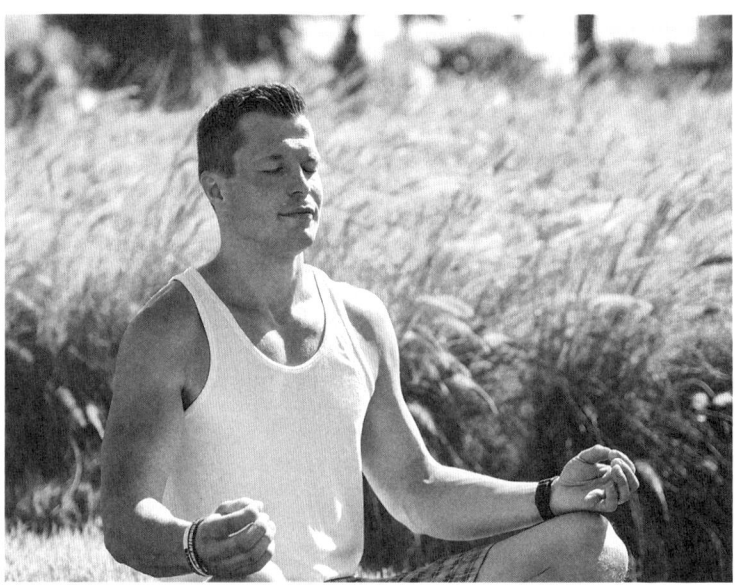

Meditation ist in der Mitte unserer Gesellschaft angekommen. Auch
dank Social Media und diverser Handy-Apps, auch wenn darüber
eher die Techniken als der tiefere Sinn vermittelt werden. Trotzdem
rollen viele mit den Augen und halten das meditierende In-sich-
Gehen für unnötig und überschätzt. Bei meiner ersten Meditation
hatte ich noch keine Ahnung, worauf ich mich da einlasse. Heute ist
es für mich ein täglich genutzter wichtiger Schlüssel, um zwischen
meinem Körper, meinem Geist und meiner Seele die Verbindung

herzustellen und zu halten. Ich meditiere einfach, um den Geist zu leeren. Dafür gibt es die »stille Meditation«. Dann sitze ich auf einem Stuhl, schließe die Augen (und nehme dabei auch mal eine Schlafmaske zu Hilfe), lenke Konzentration auf mein Herz, und atme dabei durch die Nase ein und aus. Die unterschiedlichsten Gedanken kommen dann in mir hoch, und hier ist es die Kunst, mich nicht mit ihnen zu identifizieren, sondern sie einfach zu beobachten. Denn du bist nicht der Gedanke, sondern der, der deine Gedanken beobachtet. Anfangs ist das ungewohnt, denn wir alle tendieren dazu, jeden Gedanken sofort einzuordnen, eine Lösung finden zu wollen, zu grübeln und dazu, uns in Gedankenschleifen zu begeben oder dort zu verheddern.

Beginne am besten mit fünf Minuten, für die du dich in einen Raum begibst, in dem du Ruhe hast und nicht abzulenken bist. Nimm dir die Zeit und lasse Gedanken geschehen.

Steigere dich dann jeden Tag um eine Minute. Steigere dich so weit, bis du irgendwann bei 30 Minuten bist. Wir Menschen sind Gewohnheitstiere. Unser vegetatives System aus Körper und Gehirn braucht 21 Tage, bis es sich so weit an neue Dinge gewöhnt hat, dass sie zu Routine werden.

Am wirksamsten ist eine Meditation gleich morgens nach dem Aufstehen. Nach einem guten Schlaf ist der Kopf noch frei von all den negativen Informationen und Ablenkungen, die er über den Tag hinweg absorbiert. Das Leben ist täglich voll von Problemen, die man lösen möchte und die einen am Ende eines Tages viel mehr Energie gekostet haben, als sie es wert waren. Leeren wir mit der Meditation unseren Geist, dann merken wir, wie viel mehr Energie als vermutet wir für den Tag zur Verfügung haben. Nach einer morgendlichen Meditation kann man sich viel besser konzentrieren und verspürt zugleich mehr Gelassenheit, man geht entspannter mit Problemen um und merkt, dass sie gar nicht so groß sind, wie anfangs gedacht, und sich viel leichter und intelligenter lösen lassen. Durch Meditation wird man sensibler und stärker. Das ist paradox, belegt aber nur die Dualität und Polarität unserer Erde, auf der wir leben und auf der für unseren Verstand nicht immer alles erklärbar ist. Da gilt es, nicht mehr drüber nachzudenken, sondern einfach zu leben.

Es braucht Zeit, und es gibt nichts, was uns drängt, Techniken wie die der Meditation zu erlernen. Es kann Monate dauern, bis der Effekt spürbar ist und man merkt, was in einem geschieht und wie viel an Energien in einem schlummern. Die Energien, die man in der Meditation aufbaut, wirken stark in das eigene Leben hinein. Sie kurbeln die Selbstheilungskräfte an. Das sind jene Kräfte, die jenseits der Verordnungen der Schulmedizin in einem wirken. Mit einem gebrochenen Arm gehe ich zum Arzt, der ihn mir eingipst. Ich muss wochenlang damit herumlaufen und kann ihn nicht bewegen. Kommt der Gips ab, heißt es, der Arm sei wieder gesund. Wer hat den Arm geheilt? Der Arzt oder dein Körper? Der Knochen wächst von allein zusammen. Je mehr Energie du hast, umso gesünder bist du. Je mehr Energie dein Körper zur Heilung, Sanierung und Regenerierung zur Verfügung hat, umso nachhaltiger kann er dich heilen, sanieren und regenerieren.

Geführte Meditationen erlernte ich im Seminarzentrum. In den Seminaren wurden Meditationen live gesprochen und dabei mitgeschnitten. Somit besaß ich bald eine ganze Sammlung davon zu verschiedenen Lebensthemen. Dabei gilt es, einen wichtigen Unterschied zu beachten. Eine geführte Meditation von einer erfahrenen Person zu hören hat eine größere Wirkung als die vom noch unerfahrenen Meditierenden. Es ist dasselbe im Kraftsport. Je mehr du trainierst, umso mehr Muskeln bringst du zum Wachsen. Ich empfehle, sich nur Meditationen von geübten und erfahrenen Lehrern anzuhören. Sie haben viel an Energie hinterlegt, sie berühren einen, und man fühlt sich danach sehr viel besser als vorher. Außerdem sind professionell geführte Meditationen ein leichter Einstieg für Menschen, die keine stille Meditation ausprobieren möchten. Bei der stillen Meditation schlafen manche Menschen ein, weil ihr Körper müde ist. Aber selbst das hat dann seinen Sinn, und das Unterbewusstsein und die Seele arbeiten immer, auch wenn man schläft. Eine geführte Meditation eignet sich also auch gut für die Zeit vor dem Schlafengehen. Sie gibt Energie und entspannt dich. Der Körper ist unser Meister und wird uns immer alles spiegeln, auch, wie wir mit ihm in Sachen Energiehaushalt umgehen. Schlafen wir bei der stillen Meditation ein, dann weil der Körper nicht genug Schlaf bekommt und erschöpft ist. Sei also ausgeschlafen, wenn du dich für die Meditation am Morgen entscheidest. Vielen stellt sich die Frage, warum sie meditieren sollen, wenn sie ausgeschlafen und fit sind. Energetisch gesehen gibt es nach oben keine Grenzen, also kann der vorhandenen auch immer noch weitere Energie hinzugefügt werden. Außerdem wird der Kontakt zur Seele, dem Herz, dem Universum gestärkt. Eine Stunde in der Stille zu meditieren ersetzt bis zu zwei Stunden Schlaf. Du fühlst dich klarer im Kopf und musst dich nicht mehr künstlich mit Kaffee oder Energiedrinks aufputschen. Du holst die Lebensenergie aus dir selbst heraus. Der Zeitpunkt der Meditation – morgens oder abends – sollte auch ganz nach dem Ziel der Meditation gewählt werden. Morgens stärke ich mich für den Tag mit seinen Herausforderungen. Abends fahre ich mich wieder runter und ebne meinen Weg in einen erholsamen Schlaf, löse mich von Gedanken, die es zum Teil gar nicht wert sind, mir schlaflose Nächte zu bereiten, und komme wieder ganz bei mir an.

Meditation ist aber auch eine nachhaltige Methode für die Verbindung zu unserem inneren Ich. Es gilt, das Energielevel, das man durch regelmäßiges Meditieren erreicht, im Alltag zu halten. Als ich zu meditieren begann, hatte ich gerade einen Job als Lagerarbeiter in einem Supermarkt. Ich stand morgens tatsächlich bereits um drei Uhr auf, um zu meditieren. Ich hörte die CDs, machte Atem- und Yogaübungen und ging dann zur Arbeit. Früher wäre ich um die Zeit mit schmerzenden Gelenken aufgewacht und hätte nicht zur Arbeit gekonnt. Diese Erfahrung zeigte mir, was man mit Meditation erreicht und wie sie die Selbstheilungskräfte ankurbelt, mit denen sich der Körper völlig regeneriert.

Natürlich wusste niemand – außer meinen Eltern – von meinem Tun. Und die Kollegen im Lager hätten sich schlappgelacht, wie ich mich früher auch. Nur war mir durch meine Krankheitsgeschichte das Lachen völlig vergangen, und so manchem von damals würde ich heute gern raten, sich lieber mit seinem kaputten Rücken oder seinem kaputten Inneren zu befassen, statt Leute wie mich zu belächeln. Bei meinen Erfahrungen achte ich immer darauf, niemanden damit zu belästigen, missionieren zu wollen und damit zu überfordern. Ich habe ein Gespür dafür entwickelt, ob ein Mensch gerade offen dafür ist. Letztendlich kosten Bekehrungsversuche am falschen Gegenüber mich und mein Gegenüber Energie.

Die Energie, die ich mir damals bei meinem Lagerjob mit morgendlichen Meditationen aufbaute, reichte immer genau für die Arbeit. Kam ich abends nach Hause, gönnte ich mir eine Stunde geführte Meditation und konnte mich dabei so gut regenerieren, dass es sogar danach noch für eine Stunde Kraftsport reichte. Meine beiden favorisierten Meditationen sind die Herzchakra-Meditation[5] und die Meditation des Goldenen Lichts[6]. Die Herzchakra-Meditation ist stark und lässt einen wie neugeboren daraus hervorgehen. Sie reinigt alle Chakren – die Energiezentren des Körpers – und alle Körper, also neben dem physischen auch den emotionalen Körper, den Lichtkörper, den mentalen Körper und den Bewusstseinskörper. Als kleine Morgenroutine empfehle ich die stille Meditation und danach die geführte Meditation des Herzchakras. Es geht sich sofort viel leichter und mit mehr Energie durchs Leben. Hast du diese Meditationen eine Weile so praktiziert und lässt sie testweise ein paarmal ausfallen, wirst du merken, wie sie dir fehlt, weil sie dir gutgetan hat. In Zeiten intensiver Meditation wurde ich regelrecht süchtig danach.

Mein zweiter Favorit ist die Meditation des Goldenen Lichts. Sie wirkt wie eine Meditation, ist aber ein Heilmantra und klingt wie ein kraftvolles Konzert.

Wann aber kommen wir mal zur Ruhe? Wann schalten wir wirklich mal ab von dieser anstrengenden Welt? Meditation hilft auch Stress zu bewältigen, er macht einem nicht mehr so viel aus. Man spürt, wie viele Probleme und wie viel des Zeitmangels hausgemacht, also selbst verschuldet sind. Meditation gibt Energie. Mit Energie bin ich klar im Kopf. Mit Klarheit gehe ich einen Schritt nach dem anderen. Stress entsteht nur, wenn ich mehrere Schritte gleichzeitig gehen möchte oder denke, dies tun zu müssen.

Warum bringt Meditation so viel Energie?

Für viele ist Meditation Tennis oder Fußball spielen, joggen oder im Garten arbeiten. Das sind alles schöne und nützliche Beschäftigungen, haben aber nicht im Geringsten etwas mit Meditation zu tun. Meditation beruht auf dem Prinzip, beim – im wahrsten Sinne des Wortes – gedankenlosen Verweilen und der Konzentration auf den Moment Energie zugeführt zu bekommen.

Wann kehren wir schon mal nach innen, statt im Außen beschäftigt zu sein? Wann begegnen wir uns mal wirklich selbst? Wann konfrontieren wir uns mit unseren Gedanken (denn die kommen vor der erwähnten Gedankenlosigkeit)? Wann schaffen wir mal die Verbindung zu unserem wirklichen inneren Kern?

Nur, wenn wir meditieren.

Meditation scheitert nicht am Zeitmangel, sondern lediglich an der Angst davor oder der fehlenden Lust, sich mit sich selbst zu befassen. Es ist Unfug zu behaupten, man habe keine Zeit zu meditieren. Ich rate dazu, 21 Tage lang zu versuchen, sich die Zeit für Meditation zu nehmen. Hast du nicht mal eine Stunde am Tag Zeit für dich und deine Gesundheit, dann wundere dich nicht, wenn sich bei deinem akuten Zeitmangel auch deine Lebenszeit verkürzt.

Nur wer zur eigenen Fürsorge in der Lage ist, kann auch für andere in Beruf, Familie und Freizeit hundertprozentig da sein.

Meditation ist nicht langweilig. Langeweile ist eine Illusion. Fühlt man sich von etwas oder auch sich selbst gelangweilt, dann ist man weit weg von seiner Verbindung zur Seele und seinem Herzen. Oft im Leben wusste ich nicht, was ich mit meiner Zeit anfangen sollte.

Manchmal ging es so weit, dass ich mich fragte, was ich überhaupt hier auf der Erde sollte. Auch auf durchaus berechtigte Fragen dieser Art finden sich Antworten in der Meditation. Auf die besten und tollsten Ideen im Leben kommst du doch nur, wenn du entspannt, ruhig und in einer Monotonie bist. Monotonie bezeichnet Gleichbleibendes über einen längeren Zeitraum und in der Psychologie den Zustand herabgesetzter psychischer Aktivität. In Monotonie (nicht zu verwechseln mit der Illusion der Langeweile) entsteht kreative Herzensenergie. Ohne die Energie der Meditation wäre ich niemals in das Seminarzentrum gezogen oder auf die Idee gekommen, dass ausgerechnet für mich ein spirituelles Leben vorgesehen war.

Schon vor Tausenden von Jahren meditierten in indigenen Völkern bereits die Kinder und Jugendlichen, um ihren Herzens- und Seelenzugang frei zu halten und damit ihren Sinn und ihre Aufgabe im Leben zu erfahren. Der Weg der Spiritualität geht über die Meditation nach außen und nicht umgekehrt. Über die Meditation gelangst du in einen Zustand, in dem du vom Herzen her genau weißt, was du vom Leben willst und was das Leben von dir will. Unser Geist hat einen unglaublichen Einfluss auf unseren Körper und macht mehr als 80 Prozent deiner Heilung und deines Lebens aus. Also stelle dir die Frage und werde dir bewusst: Wie willst du leben? Willst du überhaupt glücklich und gesund leben?

Es geht um deine Einstellung dazu. Meditation ist keine Wunderpille, sondern sie ermöglicht uns zu erkennen, wer wir wirklich sind und was wir im Leben wirklich wollen. Die Welt ist danach auch noch kein Ponyhof, aber wir nehmen Situationen durch Meditation bewusster wahr und können entsprechend darauf eingehen. Mithilfe der Meditation können wir besser an uns arbeiten und uns entwickeln. Es geht auch nicht darum, nur Schwächen und Ängste ans Tageslicht zu holen, sondern auch darum, den eigenen Selbstwert zu steigern und zu erkennen, was schön, beneidenswert, beachtlich an uns ist.

Meditation ist für jeden Menschen geeignet. Du kannst sie nutzen, um glücklicher zu werden, um mehr Leistung zu erbringen, um Genesung zu erfahren, um ruhiger und konzentrierter zu werden. Du wirst merken, welch riesige Welt in dir ruht, sobald du alles um dich herum außen vor lässt. Es gibt so viel in uns selbst zu entdecken. Unser ganzes Leben ist eine spannende Reise. Es wird dich überraschen, welch innere Weisheit du in dir trägst. Entwicklung findet beim Menschen immer von innen nach außen statt. Mit Meditation kannst du dein ganzes Leben zum Positiven verändern. Meditation hält dich im Moment und lässt dich genau da leben. Ist es nicht wunderbar, nicht ständig an Kommendes oder Vergangenes denken zu müssen? Zukunft und Vergangenheit sind Illusionen, denn das Leben findet im Hier und Jetzt statt. Lass die Gedanken deiner ersten Meditationen an dir vorbeiziehen. Sie dürfen einfach mal sein, ohne bewertet oder gar durchdacht zu werden. Entspann dich. Lass alles in deinem Leben für diesen Moment mal genau so sein, wie es ist. Wie entspannt ist das Leben ohne die vielen Gedanken? Du bist nicht der Gedanke oder das schlechte Gefühl, das hochkommt. Das ist nicht deine Identität. Du hast nur einen Kritiker in dir, der dich das glauben lässt, der dich klein halten will. Diese Stimme kommt in deiner Meditation nicht vor. Achte weiter auf deine Atmung. Konzentriere dich auf dein Herz. Daraus entsteht deine wahre Kraft, die dich beflügelt. Die kleine negative Stimme hat hier keinen Platz.

Meditation ist ein kompaktes Thema und als Technik gleichzeitig so einfach. Meditieren lässt sich nur durch Selbsterfahrung erlernen. Wenn man einem zwölfjährigen Kind erklären würde, dass es sich in den nächsten vier Jahren zum ersten Mal bis über beide Ohren verlieben wird, dann wird die Botschaft nicht ankommen. Das liegt nicht nur am Alter, sondern auch daran, dass es noch keine Erfahrung mit dem Gefühl hat, das da auf sie oder ihn zukommt. Das erste Mal des Verliebtseins hat sicher jeder von uns noch in Erinnerung und auch, dass man niemanden brauchte, der es einem vorher erklärt, sondern dass das Gefühl plötzlich da war, wie aus dem Nichts.

Für Erfahrungen wie beispielsweise das Meditieren war ich in meinem »früheren Leben« nicht offen. Alles drehte sich um mein Äußeres, welches Auto ich fuhr, wie viel Geld ich verdiente und dass ich die Schönste an meiner Seite hatte, egal, ob wir charakterlich und in unseren Interessen zusammenpassten. Arbeiten, essen, feiern, schlafen. Das war der Horizont meines Lebens, über den ich nicht hinausblickte, weil mich das Dahinter nicht interessierte. Im Laufe meiner Geschichte spiegelte mir mein Körper diese Einstellung auf recht brutale Art, denn sie war mit einem permanenten Druck verbunden, der nie aufhörte und meinem Körper schadete. Mithalten können, der Beste sein, hervorstechen müssen – all das kostet Kraft. Erst die Meditation von außen nach innen lehrte mich eines Besseren. Ich erlangte ein völlig neues Gefühl für Lebensqualität und Bewusstsein. Unser Körper ist eben doch unser größter Lehrmeister, und meiner zeigt mir heute noch ganz klar, was es zu tun und zu lassen gilt. Seit mehr als zehn Jahren probiere ich mich nun schon aus in allem, was meiner Gesundheit und Psyche guttut. Und immer wieder komme ich an den Punkt der stillen Meditation. Viele Menschen fragen mich heute ganz pragmatisch, wie es zeitlich überhaupt zu schaffen ist, in einem mit Terminen und Arbeitsdruck, Familie und wenig Freizeit durchorganisierten Alltag auch noch Stunden für die Meditation einzubauen. Ich antworte dann ebenso pragmatisch: Wenn du dir keine Zeit für dich selbst nimmst, sollte es dich nicht wundern, wenn du deine Energie nicht halten kannst, sondern dich lust- und kraftlos fühlst.

Stille Meditation ist kostenlos, benötigt keine teure Ausstattung, ist ortsunabhängig und bringt nur Positives hervor. Sie ist tägliche Reinigung, beginnend im Geist. Ist der Geist gesund, ist es auch der Körper. Das eine bedingt immer das andere. Heute kann ich mir gar nicht mehr vorstellen, wie es ist, ohne Meditation zu leben. Es ist für mich so normal geworden, jeden Tag zu meditieren, und das oft auch mehr als eine Stunde. Für mich ist es die gesündeste Droge, die es auch noch kostenlos gibt, und ohne dass man viel dafür tun muss.

Ich bin süchtig danach, und das ist nur positiv gemeint. Sie gibt mir Lebensqualität. Beim Meditieren gibt es kein Richtig und kein Falsch. Entscheidend ist, mit welcher Absicht und welcher Intention du in die Meditation gehst. Der Effekt ist am größten, wenn du dir schon vorher eine Intention setzt, zum Beispiel, alles einmal loslassen zu wollen. Stille Meditation ist das reine Sein. Du bist. Mehr nicht. Weil es so einfach ist, kommt der Verstand oft gar nicht hinterher. Wir sind es gewohnt, uns immer mit irgendetwas zu beschäftigen, und können Ruhe kaum aushalten. Dabei kennen wir alle den Spruch »In der Ruhe liegt die Kraft«, und wir predigen ihn, sobald sich eine Gelegenheit dazu findet. Aber wir leben ihn nicht. Die Weisheit von Jesus hingegen »An meinen Taten sollt ihr mich erkennen« ist weniger populär in unserem Sprachgebrauch. Dabei entscheidet die Praxis – das Tun – über alles im Leben.

Unser Verstand ist ein Motor, der permanent läuft. Unser Gedankenkarussell dreht sich die ganze Zeit und wird vom Verstand mit Informationen versorgt. Oft verwechseln wir den Verstand mit uns selbst. Was ist sie wirklich, unsere innere und wahre Identität?

In der Meditation entscheidest du, ob du den Verstand mitspielen lässt oder ihn beiseiteläßt, Urlaub machst vom Denken. Wie hört sich das für dich an? Hast du gerade ein gutes Gefühl bei dem Gedanken, mal Urlaub vom Denken zu haben? Wie viele Gedanken hast du am Tag? Wir Menschen denken täglich circa 60 000 Gedanken. Die meisten davon sind Sorgen und Ängste, sprich negativ. Wenn wir also schon die meiste Zeit denken, dann können wir das doch auch positiv tun. Du selbst entscheidest, was du denkst, wie du denkst und welche Gedanken du zulässt, mit welchen Gedanken du dich identifizierst. In der Meditation spürst du, dass du viel mehr im Leben damit beeinflussen kannst, als dir bewusst ist. Meditation bedeutet nicht, dass man allein in seiner Höhle sitzt und sich von der Welt draußen abkapselt. Im Gegenteil. Man fühlt sich viel mehr mit dem Leben an sich verbunden und kann sich an vielen Dingen viel mehr erfreuen als zuvor. Diese Sensation entsteht, sobald deine Gedanken nicht schon wieder irgendwo herumschwirren, sondern du nur den Moment an sich und ganz bewusst genießt. Mit dieser Technik kannst du lernen, ganz alltägliche Handlungen mit viel mehr Bewusstsein zu genießen. Wenn du isst, dann isst du. Putzt du die Zähne im Bad, dann putzt du Zähne und bist nicht schon wieder mit den Gedanken beim nächsten Stress oder bei deinen Problemen von gestern oder heute. Mit dieser Technik fühlt sich dein Leben leichter an. Meditiere, wenn du mehr Ruhe oder mehr Energie brauchst, oder auch, wenn zu viele Gedanken auf einmal da sind und du buchstäblich nicht weißt, wo dir der Kopf steht und was du als Erstes angehen sollst. Meditation sorgt für mehr Klarheit für den Tag. Sie bringt Ordnung in dein Leben. Du lernst, Prioritäten zu setzen. Wenn man den Moment im Hier und Jetzt wahrnimmt, bekommt man Energie. Das ist das Gesetz des Universums.

Manche Menschen sind der Überzeugung, ihre Arbeit und der Stress seien die Wurzel allen Übels und dass sie den Job wechseln müssten, um überhaupt achtsam und spirituell bewusster leben zu können. Das Gegenteil ist der Fall. Gerade mithilfe von Meditation macht derselbe Job viel mehr Spaß und gibt Erfüllung, weil die Stressmomente passé sind. Das heißt nicht, dass es nie wieder zu Engpässen kommt und man nie wieder das Gefühl hat, die Arbeit wachse einem über den Kopf. Aber der Umgang damit wird stressfreier, die Struktur ist im Kopf und muss nur noch angewandt werden. Und viele Probleme entstehen gar nicht erst.

Du kannst an den schönsten Orten der Welt sein, aber wenn du innere Konflikte mit dir herumträgst, packst du auch am schönsten Ort der Welt nur deinen Koffer voller Probleme aus. Statt hoch dosierten, überzuckerten Kaffees und Energydrinks solltest du dir öfter eine 20-minütige Meditation gönnen, um die Probleme schon im Vorfeld nach und nach aufzulösen. Über einen längeren Zeitraum wirst du merken, dass du keine Droge brauchst, die dich aufputscht, sondern energetisch mehr gewinnst, wenn du den Prozess umkehrst und meditierst, um runterzukommen, und dann weiterarbeitest.

Meditation schadet niemandem, am wenigsten dir selbst. Ständiges Aufputschen mit künstlichen Mitteln hingegen schlägt sich nicht nur in deiner Psyche, sondern auch in deinem Körper und seinen Organen nieder. Indem du meditierst, tust du nicht nur dir, sondern auch anderen Menschen Gutes, denn wenn es dir gut geht, geht es auch den Menschen in deiner Gegenwart besser. Vielleicht kannst du dich hin und wieder auf der Arbeit für zehn Minuten zurückziehen. Und wenn du offen sagst, wofür, spiegelt das im Auge mancher Kollegin und manches Kollegen vielleicht eine Seite von dir, die sie vorher nicht kannten und nicht vermutet haben. Lege die Angst ab, belächelt zu werden. Diesen Dünkel über spirituelle Handlungen zum eigenen Wohlbefinden sollte sich heute keiner mehr leisten können. Wer es nicht mag, soll es bleiben lassen, aber andere nicht daran hindern oder belächeln. Hab du den Mut zur Veränderung.

Natürlich klingt es erst einmal unlogisch, Energie nur durch bewusste Wahrnehmung zu gewinnen. Und doch ist dies ein Prinzip des Lebens und des Universums. Ich wünsche dir, dass es dir gelingt, den Schritt zu gehen und kleine Meditationsriten in deinen Alltag zu integrieren. Ich wünsche dir, dass du darin aufgehst, aufblühst, und dass du mehr Kraft daraus für deine Lebensqualität schöpfst.

Meditation regt so viele Prozesse in deinem Geist an. Ängste oder Schwächen werden dir deutlicher bewusst, und dann ist es an der Zeit, sie aufzulösen. Widerfährt dir Unerfreuliches oder gar Schlimmes, dann höre deshalb nicht auf zu meditieren, sondern mach genau deshalb weiter damit. Deine Psyche findet Wege, in diese Tiefen hinabzutauchen und sie dich erleben und verarbeiten zu lassen, aber identifiziere dich nicht mit diesen Vorkommnissen. Das, was sich in dir auflösen möchte, das möchte noch einmal gefuhlt werden. Erst dann kann es gehen. Versetze dich ins Loslassen. Viele Menschen denken, mit ein bisschen Meditation hin und wieder lösen sich Probleme von selbst. Weit gefehlt. Mit Meditation kommst du in eine Vorstufe der Entwicklung für dein weiteres, achtsameres Leben, in der du erstmals spürst, wer du wirklich im Inneren bist, deine Fähigkeiten entdecken und deinen Lebensplan erkennen kannst.

Im Leben geht es darum, zuerst alles über das eigene Selbst zu lernen und das Wissen später an andere weiterzugeben. Geben und nehmen. Lernen und weitergeben. Das Leben zeigt dir nur jene Konflikte zum Auflösen, für die du auch bereit bist. Natürlich fühlt es sich dann für deinen Verstand so an, als ob du das Kommende nicht überleben würdest. Doch das Leben zeigt dir nur auf, was du auszuhalten in der Lage bist. In den Phasen meiner verschiedenen Erkrankungen dachte ich natürlich genau das Gegenteil: Das halte ich nicht aus! Da komme ich nicht mehr lebend raus! Das schaffe ich nicht!

Erst viel später erkannte ich, dass ich nur durchlaufen musste, was ich aushalten konnte. Heute hielte ich entsprechend noch viel mehr aus, denn die Energie, die ich mir heute täglich allein durch Meditation zuführe, löst jegliche Ängste in mir und lässt mich mich frei wie ein Vogel fühlen. Über Meditation lernst du, besser mit Herausforderungen umzugehen und Probleme leichter zu lösen als sonst, was aber nicht bedeutet, nur bei Problemen zu meditieren. Es funktioniert nur bei täglicher Übung. Auch Cristiano Ronaldo und Lionel Messi wurden nicht wegen eines angeborenen Talents mehrfache Weltfußballer. Schau dir ihren Tagesablauf an und das, was diese Jungs bereit sind, dafür zu tun, dass sie immer auf dem höchsten Level performen können. Die Regelmäßigkeit ist der Schlüssel.

An fünf von sieben Tagen jeweils für 30 Minuten zu meditieren ist für den Anfang deine Regelmäßigkeit. Bald schon wirst du bemerken, wie oft du früher Antworten im Außen gesucht hast, die eigentlich schon immer in dir selbst lagen. Um Antworten auf alle deine Fragen für dein Leben zu bekommen, musst du mit dir selbst in reiner Verbindung sein und diese mit regelmäßiger Meditation aufrechterhalten. Jesus sagte: »Trachte zuerst nach dem Reich Gottes in dir und danach wird dir alles andere dazugetan.« Du kannst es drehen und wenden, wie du magst, dein Glück kommt immer von innen, du findest es nicht im Außen. Wenn dir eine neue Liebe oder ein Geldsegen zuteilwerden, was du als Glück empfindest, dann nur, weil dein Inneres einiges dafür getan hat, dass dies geschieht. Du kannst dich mit Besitztümern umgeben, die dich glücklich machen, das ist nur natürlich. Aber solange dein Inneres nicht dazu passt, wirst du diese Dinge nicht als Glück wahrnehmen, sondern nur als Statussymbole besitzen. Schätze die Dinge, die dich umgeben. Es spielt keine Rolle, welchen materiellen Wert sie haben. Deine Wertschätzung ist entscheidend, um sie als Glück zu empfinden. Deine innere Einstellung verändert dein Leben. Warum gibt es denn so viele Menschen, die sich alles leisten können, aber nicht glücklich, sondern geradezu eingespannt und überfordert wirken? Wie viele von ihnen nehmen sich sogar das Leben, was unsereiner nicht versteht, der den ganzen Reichtum sieht. Natürlich kann Geld glücklich machen, aber es macht unglücklich, wo keine gesunde, gewachsene innere Verbindung dazu besteht. Damit sind wir bei der Dankbarkeit. Sie zu empfinden gibt dir das Gefühl wahrer Fülle.

Wie oft denken wir, wenn ich dies oder jenes erreicht habe, bin ich endlich glücklich. Währenddessen gehen viele Lebensjahre dahin, und man plant eine Zukunft, die oft sowieso anders kommt als geplant. Mit Meditation lernst du, Freude, Dankbarkeit, Fülle, Gesundheit und vieles mehr zu visualisieren und zu manifestieren. Stelle dir das Leben vor, das du leben möchtest. Fühle dich in der Meditation in genau dieses Leben hinein und gehe danach hinaus in die Welt und setze es um. Verharre nicht in deinen Träumen. Was du jetzt anwendest, ist das Gesetz der Anziehung. Was du jetzt fühlst und lebst, das ziehst du in dein Leben. Es klingt so einfach, und doch ist es notwendig, täglich bewusst daran zu arbeiten. Viele Stars standen ein Leben lang auf der Bühne und können nun im hohen Alter nicht loslassen. Sie sind darauf fixiert, ihre Bestätigung im Außen zu bekommen. Lob und Anerkennung sind wunderbar, außer, wenn man abhängig davon ist und daran zerbricht. Lebst du bewusst, bist du frei vom Beifall und ebenso von nachlassender Aufmerksamkeit, die ja oft nicht dir, sondern der Entwicklung von Interessen und Trends, dem fortschreitenden Alter geschuldet ist. Statt zu begreifen, dass in dieser Phase neue Türen aufgehen, sehen die sogenannten »abgehalfterten Stars« nur die eine geschlossene Tür.

Von uns spirituellen Lehrerinnen und Lehrern haben viele Menschen den Eindruck, unser Leben verliefe aufgrund unseres Wissens ohne jegliche Probleme. Nun gehe ich diesen Weg schon recht lange, lebte in einem spirituellen Zentrum, umgab mich jahrelang auch außerhalb mit den verschiedensten Lehrerinnen und Lehrern. Wir alle bestätigen jedem, dass es eine Illusion ist zu glauben, dass die Probleme mit dem Wissen verschwinden. Jede Entwicklung – ob menschlich oder technisch – bringt ganz automatisch Probleme mit. Denn nur durch die Lösung derselben findet Entwicklung überhaupt statt.

Du kannst dich entscheiden, ob du Teil der Entwicklung sein und etwas Wertvolles für die Welt vollbringen möchtest. Wir werden in einem Leben voller Veränderungen bleiben, solange wir hier in der dritten Dimension aus Polarität und Dualität leben. Alles ist stets im Wandel. Ständig sind wir neuen Herausforderungen ausgesetzt. Wir lernen neue Menschen kennen. Menschen gehen, Menschen kommen. In alldem gilt es, deine Mitte zu finden und dabei an deine Grenzen zu kommen, sie zu erkennen und sie zu erweitern. Lässt die Kraft mal nach, dann lass es einfach zu. Was für ein tolles, erbauendes Gefühl, auch mal schwach zu sein. Denn man ist ja nur schwach, weil man kurz zuvor eine Anstrengung vollbracht hat. Das ist etwas Großartiges. Dann gesteh dir die Pause doch einfach mal zu.

Es ist keine Schwäche, sondern Stärke, wenn du über deine Schwächen sprichst. Fehler zu machen ist wundervoll. Daraus lernst du mehr, als wenn du immer versuchst, perfekt zu wirken und alles

Unvollkommene zu verdecken. Du bist und wirst immer ein Geschenk für das Leben sein. Wir alle leben ein menschliches Leben, was eine Aneinanderreihung von teils falschen oder nicht den besten Entscheidungen ist. Daran wirst auch du nichts ändern. Ich empfehle dir, Dinge auszuprobieren, mit denen sich dein Leben leichter anfühlt. Voraussetzung dafür ist, dass du dich annimmst, wie du bist. Steh zu dir.

Alles, was ich dir hier empfehle und mit dir teile, sind Erfahrungen und Gefühle. Gefühle zu vermitteln ist das Schwerste überhaupt, aber gleichzeitig ist es schön, Menschen dabei zu berühren und sie zum Um- und Nachdenken anzuregen. Gönn dir eine schöne Lebenszeit.

Was wirst du dir selbst sagen, wenn du deine letzten Stunden hoffentlich gesund im hohen Alter verbringst? Wirst du auf Geldbündel und schicke Autos blicken? Oder wirst du auf deine Entwicklung als Mensch, als Seele blicken? Wovon bleibt der Nachwelt mehr erhalten? Was hast du an Gutem vollbracht als Diener des Lichts, der Erde, der Menschen. Hast du nur genommen oder auch mal gegeben? Wirst du der reichste Mensch auf dem Friedhof sein? Oder hat deine Firma ihren Gewinn auch in Nachhaltigkeit für den Planeten investiert? Hast du deine Ängste und deine Komfortzone jemals überwunden?

Ich habe bis zu meinem 25. Lebensjahr gebraucht, um die Entscheidung des spirituellen Weges für mich zu treffen, um mich selbst zu heilen. Hätte ich das nicht getan, wäre ich noch heute bis an mein Lebensende eine Belastung, nicht nur für mich selbst, sondern ohne einen einzigen positiven Input in die Welt um mich herum, die es auch nach mir noch geben wird.

Die Lebensgeschichte, die du für dich schreibst, kannst du immer mit anderen teilen und ihnen damit Mut machen. Du kannst viel mehr geben, als du denkst. Wir sind immer noch beim Thema, denn all das hat mit Meditation zu tun. Die Schattenseiten jedes Menschen können zu Sonnenseiten werden. Dafür ist es notwendig, in den Schatten vorzudringen. Die Erleuchtung bringt nicht unbedingt dieses Buch mit sich, und es ist auch nicht hilfreich, mein und später dein Wissen anderen aufzuzwingen. Nur wenn du gefragt wirst und dir jemand sein Vertrauen entgegenbringt, dann bist du zuständig. Alles andere ist Missionieren. Dazwischen mal auf den Tisch zu hauen und Dinge zu sagen, die dir auf den Nägeln brennen, ist trotzdem nie falsch. Achte nur darauf, mit welcher Absicht und mit welcher Energie du sie sagst. Am Ende des Tages hat jeder seinen eigenen Weg zu gehen, du aber kannst Vorbild sein. Mach dir keinen Stress, du hast genug Energie und wirst schon dadurch genügend Aufgaben vom Leben gestellt bekommen. Langeweile gibt es für dich nicht. Nimm dir Zeit für deine Veränderung. Verurteile dich nicht für die Tage, an denen du auch mal mit negativen Gedanken aufwachst. Alles darf sein, wie es ist.

Ich wünsche dir dabei nur das Beste. Du schaffst das.

Kurze Anleitung zur Gesundheit

Unser Körper ist unser Zuhause

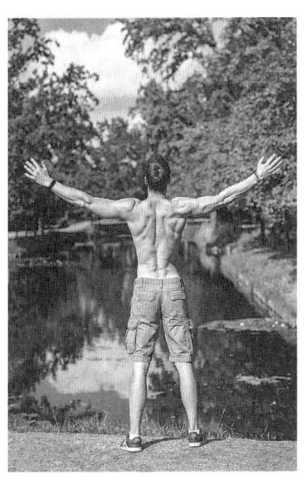 Es ist wichtig, dass wir unseren Körper wie einen Tempel betrachten. Tust du deinem Körper so oft wie möglich etwas Gutes, dann hat deine Seele Lust, in ihm zu wohnen. Das eine bedingt das andere. Du bist in der Lage, sehr viel mehr an Lebensqualität aus deinem Körper herauszuholen, als du dir momentan vorstellen kannst. Leider lernen wir in der Schule nichts zu dem einen, wirklich wichtigen Thema: wie man lange, gesund und glücklich lebt. Niemand unterrichtet bereits Kinder und Jugendliche darin, Körper, Geist und Seele in Einklang zu bringen. Weil dieser Einklang auch nur wenigen Erwachsenen wichtig erscheint, spielt er in der Erziehung der eigenen Kinder oft keine Rolle. Das ist einfach zu begründen: Unser Körper ist eine intelligente Konstruktion; unser Körper macht alles von allein. Du hast zu diesem Buch gegriffen, weil dir das »alles«, was dein Körper automatisch für dich tut, nicht genug ist und du spürst, dass es da noch mehr geben muss. Wenn du nicht zu den Menschen gehörst, die immer nur nehmen, statt zu geben, dann ist dir noch etwas bewusst geworden: Oft mischst du dich in die Prozesse deines Körpers ein, ohne darauf aufzupassen,

was das mit deinem Körper macht. Schmerzen bekämpfst du mit Schmerzmitteln. Dass dein Körper die Schmerzen weiter empfindet, weil die Ursache nicht geklärt, sondern nur übertüncht wurde wie eine graue Wand mit frischer Farbe, das ist dir nicht bewusst. Das Mauerwerk darunter krankt weiter. Dein Körper scheint das wegzustecken, mit Betonung auf »scheint«.

Ist dein Körper nicht gesund, dann sind auch dein Geist und deine Seele nicht gesund. Finde deinen Weg, um alles in Einklang zu bringen. Wenn du einen gesunden und energievollen Körper hast, dann kannst du dir Träume erfüllen, weil du die Energie und auch die Lebenszeit dafür hast. Ein schöner Nebeneffekt ist, wie inspirierend und bestärkend du auf dein Umfeld wirkst, auf Familie und Freunde oder die Menschen, mit denen du täglich auf der Arbeit zu tun hast. Ein kranker Körper strahlt Negatives aus, ist begrenzt in seinem Tun und Wirken. Mit krankem Körper meine ich keine Menschen, die beispielsweise unter einer Behinderung leiden oder unter einem diagnostizierten Leiden, die aber damit leben, als seien sie, was im allgemeinen Sprachgebrach »gesund« genannt wird. Der Physiker Stephen Hawking war ein Beispiel dafür, wie oberflächlich die Begriffe »krank« und »gesund« verwendet werden. Trotz seiner körperlichen Einschränkung gelangen ihm bahnbrechende Forschungen, die unsere Welt und unser Wissen nachhaltig verändert haben. Das waren nicht die Ergebnisse, die ein »kranker« Körper im Zusammenspiel mit Intelligenz entwickelte, sondern die eines in sich harmonierenden Systems aus Körper, Geist und Seele, das Hawking ermöglichte, sich so intensiv auf seine Forschungsthemen zu fokussieren, obwohl er körperlich massiv eingeschränkt war.

Wir haben einen Körper, in dem wir leben und mit dem wir Erfahrungen machen wollen. Es gibt so viel Großartiges, das man im Leben ausprobieren kann. Und jeder Schritt, den wir gehen, ist abhängig von einem Körper, der sich wohlfühlt und der sich bewegen kann.

Stell dir einfach mal die Fragen, wie alt du werden möchtest, in welcher Lebensqualität du dieses Alter erreichen möchtest und womit du momentan deine Lebenszeit verbringst.

Bei mir war es ein absoluter gesundheitlicher – und damit einhergehend auch seelischer – Tiefpunkt, der mich umdenken ließ. Seitdem gibt es keinen Moment mehr in meinem Leben, in dem ich nicht darauf achte, im Einklang mit meinem Körper zu sein. Bei jeder Handlung, jeder Entscheidung, die ich treffe, und selbst im Ruhezustand spüre ich in mich hinein, bis ich im Einklang mit mir selbst bin. Es ist mir sozusagen in Fleisch und Blut übergegangen, auf mich zu achten.

Seit 2010 ernähre ich mich vegan und meditiere täglich. Würde ich jetzt anfangen, beispielsweise in einer Massentierhaltung zu arbeiten, könnte jeder dabei zuschauen, wie ich trotz meiner Genesung wieder in den Zustand des Krankseins zurückfalle. Obwohl ich einen Handwerkerberuf erlernt habe, würde ich dies für kein Geld der Welt tun. Hier passen die Energien nicht zusammen. Wo qualvoller Tod von Tieren zum Geschäft gehört, wird auch dem Menschen auf allen Ebenen geschadet. Unser Körper spiegelt uns alles. Die einen verdrängen es, lenken sich ab und sehen ihre Arbeit an einem solchen Ort nur als Gelderwerb. Die anderen ertragen es kaum, haben aber keine Wahl und »übertünchen« ihre Gefühle mit Aktivitäten, die sie ablenken von der Arbeit, die sie verrichten. Doch wer auf seinen Körper achtet, der spürt, dass er von ebenjenem Körper alles gespiegelt bekommt, was sich in ihm abspielt. Unser Körper zeigt uns den Weg und gibt uns alle Antworten, die wir für uns brauchen. Wir haben nur nie richtig gelernt, auf ihn zu hören. Ich möchte dir vermitteln, wie wichtig und erfüllend es ist, mit einem gesunden Körper und einem gesunden Geist deinem Herzen zu folgen. Du kannst damit so viel in der Welt verändern. Schon mit deiner Entscheidung, was du isst, beeinflusst du die Welt. Du bist, was du isst. Die Welt ist, was sie isst. Mit dem Kauf von Produkten mancher Firmen unterstützt du automatisch Kriege und

Ausbeutung auf der Welt. Diese Firmen machen unlautere Geschäfte mit der Waffenlobby und moralisch fragwürdigen Organisationen. Das Internet bietet heute genügend Plattformen, auf denen du dich informieren kannst, welche das sind. Genauso kannst du dich auch informieren, wie Menschen vor 100 Jahren lebten, als biologische Ernährung und Selbstversorgung aus der Not geboren waren, als die Menschen im Mangel einfallsreich waren, wie belastbar sie waren und wie wenig es an Allergien gab. Informiere dich über die Ernährung in den Zeiten lange vor Fast Food, Fertiggerichten, Zuckerbergen und Obst und Gemüse, das voll mit Pestiziden war. Als es weder Handys noch Computer und auch nicht in jedem Haushalt einen Fernseher gab. Als sich Kindheit noch im Freien abspielte. Als man in den Wald ging und Ausflüge machte und mit der Natur und sich selbst verbunden war. Als der Mensch noch leistungsstärker war, als es für Burn-out noch keinen Begriff gab, weil man das nicht kannte. Heute könnten wir uns an so vielen Dingen zu Tode essen, aber satt wären wir dann immer noch nicht. Manche Kinder wissen nicht, wo ein Apfel wächst. Wir haben uns von der Natur entfernt. Und unsere Kinder tun es uns nach. In der Schule lernen wir nicht, welche Nahrungsmittel und Vitamine der Körper für eine ausgewogene Ernährung braucht oder wie man diese zubereitet. Dabei geht es doch um Lebensmittel, ergo: um Mittel zum Leben. Ernähren wir uns so, dass wir uns nach dem Essen nicht voll, aber wohlfühlen, dass wir die Energie spüren, die plötzlich wieder in uns steckt, dann haben wir unserem Körper Gutes getan. Ein Yogi isst sich niemals satt.

Tatsächlich aber sind wir nach dem Essen oft müde oder müssen sogar Mittagsschlaf halten. In diesem Zustand Kreatives und Konstruktives zu erschaffen ist unmöglich. Wie sich das ändern lässt, zeige ich an einfachen Tipps in den folgenden Kapiteln.

Wasser und Basische Ernährung

Wasser

Wasser ist das gesündeste und verträglichste Lebensmittel der Welt. Ich kenne keinen Menschen, dem es nicht bekommt. Wir trinken Wasser, waschen uns damit, reinigen unsere Lebensmittel, Kleidung und die Wohnung damit, gießen unsere Pflanzen damit. Der menschliche Körper besteht bis zu 65 Prozent aus Wasser. Im Kindesalter sind es noch um die 70 Prozent, mit zunehmendem Alter bis 50 Prozent. Alle Prozesse in unserem Körper funktionieren aufgrund von Wasser. Wir existieren und verdauen mit Wasser. Nach Sauerstoff ist Wasser unser wichtigstes Gut. Ich empfehle, im natürlichen Kreislauf des Wassers zu bleiben, täglich zwei Liter davon zu trinken und auch den Durst lieber mit Wasser und weniger mit Limonade oder anderen Getränken zu löschen. Wasser ist basisch. Ohne Wasser überlebt ein Mensch maximal drei Tage. Wasser ist Bestandteil aller unverarbeiteter Lebensmittel. Ich trinke seit Jahren nur noch stilles Wasser. Wasser mit Kohlensäure – das sagt schon der Name – ist sauer, nicht basisch. Basisches (stilles) Wasser hingegen hilft bei der Verdauung und ist die Grundlage für jeden Prozess im Organismus. Lebensmittel wie Gurken, Kartoffeln, Spargel, Orangen, Zucchini haben einen Wassergehalt von über 80 Prozent. Je weniger ein Lebensmittel verarbeitet ist, desto mehr Wasseranteile besitzt es und umso mehr fördert es deine Gesundheit. Je mehr wir uns wieder natürlichen Lebensmitteln wie Obst und Gemüse zuwenden, umso weniger Wasser müssen wir uns separat zuführen. Wassermangel führt zu Kopfschmerzen, Konzentrationsstörungen und schlechtem Schlaf, führt zu Verdauungsproblemen und Verstopfung, zu unreiner und trockener Haut. Im Zuge der Vermeidung von Plastik wird dazu geraten, Leitungswasser zu trinken. Doch auch im besten davon sind immer noch Reste von Schwermetallen, Mikroplasten und anderen zellfremden Stoffen enthalten. Es fühlt sich an, als lösche es den Durst, aber innerlich dehydrieren die

Zellen. Zwar ist Leitungswasser gesünder als jedes Softgetränk, es lohnt sich jedoch, einen Wasserfilter zu nutzen. Er reinigt die Struktur des Wassers von Fremdstoffen. Je weiter weg von der Großstadt und näher an der Natur und den Bergen man ist, umso höher ist die Wasserqualität, auch des Wassers aus der Leitung. Nach meinen Jahren im Seminarzentrum im Harz spürte ich den qualitativen Unterschied, als ich zum ersten Mal wieder Wasser aus der Leitung bei meinen Eltern in Brandenburg trank. Selbst beim Waschen kam es mir schmutzig vor. Wichtig ist es, zellfähiges Wasser zu trinken, das die Zellen im Körper absorbieren kann, ohne damit Kalkablagerungen zu bilden. Es braucht Zeit, dafür sensibel zu werden und den Unterschied zu schmecken. Allein unser Gehirn besteht zu 75 Prozent aus Wasser. Umso wichtiger ist es, viel Wasser und vor allem gut gefiltertes zu trinken, denn gerade in den Hirnzellen führen Kalkablagerungen zur Einschränkung dessen, was wir unseren »klugen Kopf« nennen. Verkalkung ist also nicht nur ein abfälliger Begriff für nachlassende Merkfähigkeit, sondern ein tatsächlich stattfindender Prozess bei falscher Ernährung. Auch deine Gefühlswelt profitiert von genügend Wasseraufnahme, denn je wohler du dich fühlst, umso besser nimmst du deine Gefühlswelt und dein Bewusstsein wahr. Auf allen Ebenen findet Reinigung statt. Wasser ist ein so wichtiges Thema, dass schon allein darüber ganze Bücher gefüllt werden.[7] Oft wird verbreitet, man solle zwei bis drei Liter Wasser pro Tag trinken. Das ist übertrieben, zumal nicht jeder Mensch die gleiche Konstitution hat, die notwendige Wassermenge also davon abhängt, wie groß man ist, welches Gewicht man hat und wie basisch man sich ernährt. Verursacht die eigene Ernährung viel an Schleim, Schlacken, Giften und Säuren, können wir das mit Wasser zumindest etwas ausgleichen. Nehmen wir gutes Wasser zu uns, werden wir uns auch im hohen Alter noch gut bewegen und nicht einrosten. Eins steht fest: Erst im Alter wird sichtbar und spürbar, wie wir mit unserem Körper umgegangen sind. Wasser verhindert frühzeitiges Altern. Obwohl jeder Mensch seine eigene

Genetik hat, entspricht Wasser bei jedem Menschen der Natur des Körpers, solange es frei von Kohlensäure, Metallen, Blei, Kupfer, Zucker, zugesetzten Geschmacksstoffen ist.

Warum es für den Körper gut ist, auf Kohlensäure zu verzichten? Ein einfacher Versuch zeigt es: Lass ein Glas Wasser mit Kohlensäure so lange stehen, bis die Kohlensäure daraus verschwunden ist. Dann koste davon. Es schmeckt sauer, und du hast den Impuls, wieder Wasser mit Kohlensäure nachzufüllen. Das, was du gerade gekostet hast, ist jedoch der wahre Geschmack, den das Prickeln am Gaumen nur übertüncht. Es ist ein saures Getränk. Krankheiten entstehen in säurehaltigem Milieu. Der Begriff Kohlen-Säure sagt alles. Kohlensäure lässt uns aufstoßen und schadet den Nieren und der Blase. Übersäuern diese Organe, kann unser Körper die Säuren nicht mehr ausscheiden. Von Getränken mit Kohlensäure profitieren Getränkemarken, aber nie dein wichtigstes Zuhause: dein Körper. Unsere Knochen bestehen zu 25 Prozent aus Wasser, unser Blut und unsere Muskulatur zu über 70 Prozent. Das macht deutlich, wie wichtig es ist, gutes Wasser zu trinken. Energie ist gleich Information ist gleich Bewusstsein: Je höher dein Level an Lebensenergie ist, umso kreativer und leistungsfähiger bist du in der Aufnahme von Informationen und deren Weitergabe. Gleichzeitig ist dein Bewusstsein mehr mit deinem Herzen und deiner Seele verbunden. Du bringst Körper, Geist und Seele in Einklang. Wenn dein Leben fließt, brauchst du darüber nicht einmal nachzudenken, sondern lebst einfach weiter voll und ganz in deinem Element.

Je höher die Qualität der Nahrung, umso höher die Lebensenergie, Gesundheit und Bewusstsein. Wasser ist Energie, das ist wunderbar nachzulesen im Buch des japanischen Forschers und Arztes Dr. Masaru Emoto.[8] Er macht die Qualität von Wasser sichtbar, zeigt, dass Wasser reagiert und beeinflusst werden kann. Emoto weckte im Menschen eine Faszination für das bis dato langweiligste Lebensmittel der Welt. Er forschte und bewies, dass Wasser auf Gefühle reagiert, dass es Informationen speichert und sogar mit anderen Stoffen kommuniziert. Emoto ließ Wasser gefrieren und fotografierte die Kristalle. Ihre Strukturen geben Auskunft über die Qualität des Wassers. Emoto bespielte Wasser mit der Musik von Mozart, ein anderes Gefäß mit Heavy Metal. Er fror beide Proben ein und untersuchte sie dann mit einem Mikroskop. Bei Mozart fanden sich die wundervollsten Kristalle. Bei Heavy Metal waren sie zerstört. Wasser reagiert auf die verschiedensten Dinge. Was kein Qualitätsurteil gegenüber Heavy Metal ist, sondern ganz objektiv die Auswirkung heftiger Resonanzen selbst auf ein Element wie Wasser zeigt. Die verschiedenen Schwingungen, die uns das Leben, und darin beispielsweise die Musik, mitgeben, sind im Wasser messbar. Emoto forschte auch mit Strahlung, indem er Wasser in der Mikrowelle erhitzte, und die Kristalle waren so zerstört wie nach dem Einfluss von Heavy Metal.

Ein harmonisches Kristall hat sechs Ecken und ist schön in seiner Vollkommenheit. Du selbst hast die Wahl, wie die Kristalle deines Wassers aussehen, und du musst lernen zu verstehen, was dein Körper wirklich braucht. Je natürlicher du mit ihm umgehst, umso besser geht es ihm.

Ebenso forschte Emoto mit Handystrahlen. Und – wie schon erwähnt – mit Strahlen aus der Mikrowelle. Da Lebensmittel ebenfalls aus Wasser bestehen, muss man sich die Frage stellen, ob man sein Essen wirklich in einer Mikrowelle erhitzen möchte und welche Schwingung man damit zu sich nimmt.

Unsere Natur und ihre Prinzipien zeigen uns, wie sehr wir uns von ihr entfernt haben. Das Gute ist, dass sie uns jederzeit wieder aufnimmt. Dafür sollte sich jeder die notwendige Zeit geben, denn Veränderung braucht Zeit, aber die Entscheidung dafür, die kann sofort getroffen werden.

Basische Ernährung

Wie erwähnt, entstehen Krankheiten ausschließlich in säurehaltigem Milieu. Ernähren wir uns basisch, vermeiden wir Krankheiten und sind gesundheitlich fitter. Es ist ganz einfach, deinen Körper so zu pflegen und ihm das zu geben, dass er gar nicht anders kann, als gesund zu sein. Ich habe noch niemanden gesprochen, dem es schlecht ging oder der krank wurde, seit sie oder er nur noch gutes stilles Wasser tranken und sich zum Großteil von Obst und Gemüse ernährten. Das verdeutlicht, wie einfach es ist, sich basisch zu ernähren. Neben der Ernährung ist es auch wichtig, bei Zahncreme, Shampoo, Rasierwasser, Gesichtscreme, Haargel, Spray, Deo auf den ph-Wert zu achten. Denn auch von außen gelangen Säuren in den Körper. Tierische Produkte sind am säurehaltigsten. Im Vergleich dazu schmeckt eine Zitrone zwar sauer, aber beim Verdauen wird sie basisch und mit viel Vitamin C verstoffwechselt.

Lebensmittel, die zu säurehaltig sind für eine gesunde Ernährung:

Alkohol, Fleisch, Käse, Fisch, Milch, Zucker, Brot, Ei und Eiweiß, Quark, Schokolade, Kaffee, Softdrinks, Nüsse, Butter, Sahne, unreifes Obst. Der größte Säurebildner ist Kaffee.

Basische Lebensmittel für eine gesunde Ernährung:

Gemüse, reifes Obst, Salat, Algen. Den größten Basenüberschuss besitzen: Gerstengrassaft, Rettich, Kräuter, Gurke, Fenchel, Feigen, Bananen, Orangen, Kartoffeln, Zucchini, Avocado

Eine basische Ernährung ist wichtig, wenn wir nicht erkranken und frühzeitig altern wollen. Du bist und du bleibst, was du isst. Übernimmst du auch die Verantwortung dafür?

Seit ich die Entscheidung getroffen habe, meinen Körper endlich mehr zu pflegen als mein Auto, profitiere ich davon. Es ist nicht einfach, sich durchweg basisch zu ernähren. Ich selbst habe lange für die Umstellung auf mein heutiges – veganes – Leben gebraucht. Es ist zudem gar nicht notwendig, sich hundertprozentig basisch zu ernähren. Ich rate dazu, zu versuchen, sich täglich zu 80 Prozent basisch und zu 20 Prozent säurehaltig zu ernähren. Im Übrigen macht nicht nur Materie sauer, sondern auch negative Gedanken. Sauertöpfe, die sich basisch ernähren, bleiben Sauertöpfe. Wieder gibt es keinen Weg daran vorbei, Körper, Geist und Seele gleichzeitig zu pflegen. Regelmäßigkeit ist hierbei der Schlüssel.

Die Dosis – auch die der täglichen Säure – macht bekanntlich das Gift. Säureanteile im Ernährungsplan, wie oben genannt, sind also gar kein Problem. Deutliche Anzeichen für einen Säureüberschuss sind Müdigkeit, Stress und Verlangen nach Salzigem und Fettigem.

Bewegst du dich täglich wenigstens einige Zeit draußen in der Natur, tut der Sauerstoff deinem Körper gut. Bewege dich, so oft es geht, draußen in der Natur. Und lebst du in der Stadt, dann nutze den nächstgelegenen Park für Spaziergänge. Ein 30-minütiger Spaziergang morgens vor der Arbeit wirkt Wunder. Die Luft in Wald und Natur hat einen basischen ph-Wert. Schon deshalb fühlen wir uns nach einem Spaziergang so wohl, ob man nun langsam oder flott gegangen oder sogar gejoggt ist, sozusagen in der Luft. Das ist der Grund, warum man sich auch oft so wohl danach fühlt. Es sollte Routine in deinem Leben werden, regelmäßig rauszugehen. Fühlst du dich beispielsweise nach einem Lauftraining oder einem Fußballspiel fitter und gesünder als sonst, ist das ein Zeichen dafür, dass dein Säure-Basen-Haushalt wieder im Gleichgewicht ist. Bist du nach einer Sporteinheit hingegen müde und erschöpft, dann bist du übersäuert. Bewegt man sich viel im Alltag und atmet man ganz bewusst an frischer Luft, dann scheidet man Säuren über die Atmung aus. Deshalb sind Bewegung und Sport so wichtig in Kombination mit einer bewussten Ernährung. Sportler sehen oft sehr gesund aus, obwohl sie viele tierische Proteine zu sich nehmen. Vergleicht man aber das, was die Sportler und man selbst innerhalb von 24 Stunden körperlich leisten, dann erklärt sich dieses Bild.

Früher ernährten sich die Menschen ganz unbewusst mit einem Basenüberschuss. Mit der heutigen Vielzahl an industriellen Produkten und Fertiggerichten hat sich dies verändert. Schon allein die Werbung verlockt dazu, die Vernunft beiseitezulassen und an das Gute zu glauben. Menschen sind heute Verbraucher, das ist, was uns die Medien spiegeln. Leider ist es wahr. Allerdings können wir uns wieder dahin entwickeln, uns als Menschen zu fühlen. Viren, Pilze, Bakterien, Krebs … all das fühlt sich wohl in säurehaltigem Milieu. Vor etwa 200 Jahren gab es Krebs nicht in den Variationen wie heute. Zahllose Menschen entwickeln eine Krankheit, die vorrangig aus falscher Ernährung erwächst.

Basische Ernährung ist der erste Schritt, Krankheiten zu vermeiden, und sie lässt sich einfacher gestalten, als du denkst. Noch dazu ist sie kostengünstig. Frische Waldluft ist kostenlos. In diesem Sinne wünsche ich dir ein basenüberschüssiges Leben.

Chlorophyll, Wildkräuter und Magensäure

Ohne Chlorophyll gäbe es kein Leben auf der Erde, es ist so grundlegend dafür wie Wasser und Sonnenlicht. Chlorophyll ist ein grünes Wunder. Affen wickeln ihre Nahrung, meistens Obst, in Blattgrün ein. Wildkräuter haben das meiste Chlorophyll. Was der Mensch vom grünen Gemüse wegwirft, enthält das meiste Chlorophyll. Aus diesen Überbleibseln werden heute grüne Smoothies gemacht. Victoria Boutenko[9], russische Ernährungsforscherin und Buchautorin, gilt als »Mutter der grünen Smoothies«.

Es sind starke, oft auch große Tiere, die mehr Grünzeug zu sich nehmen als Fleisch essen. Selbst Raubtiere fressen bei ihrer Beute zuerst den Mageninhalt, weil sich dort noch Reste von Gemüse finden. Krebs bei Hunden ist bekannt, Krebs bei Affen weniger.

Ohne Chlorophyll gäbe es nicht die ausreichende Menge an Sauerstoff, die wir zum Leben brauchen. In seiner chemischen Struktur ähnelt es dem Blut. Chlorophyll erneuert Zellen, auch unsere Körperzellen. Mit der Kraft der Pflanzen wird unser Gehirn stärker durchblutet, wir können besser denken. Zu meiner Morgenroutine der Meditation trinke ich einen grünen Smoothie. Der gibt mir die nötige Kraft für den Tag. Das Chlorophyll, das wir über Gemüse zu uns nehmen, schützt vor Pilz- und Virusinfektionen, Erkältung, Rheuma, Gicht und Entzündungen. Ist zu wenig Sauerstoff im Darm, verbreiten sich auch jene Bakterien besser, die wir nicht haben wollen. Krankheiten entstehen im Darm. Die Darmflora gesund zu erhalten gelingt mit der Einnahme von ausreichend Chlorophyll durch grünes Blattgemüse. Von allen Gemüsesorten enthält es am meisten Chlorophyll, doch viele Teile davon werden entsorgt, genauso wie Unkraut, unter dem sich jede Menge Wildkraut findet. Wildkräuter sind die Pflanzen mit dem meisten Chlorophyll, die sogenannten Superfoods. Eine Schüssel voller Wildkräuter wie Löwenzahn, Brennnessel oder eine mit Mangold oder frischem Grünkohl lassen sich wunderbar bekömmlich mit Obst in einem Mixer zu einem schmackhaften Smoothie mischen.

Beim Zubereiten von Smoothies ist es wichtig, Bioprodukte zu verwenden, also ungespritztes Obst und Gemüse, das nicht mit Pestiziden behandelt wurde. Diese Bestandteile werden vom Mixer nämlich ebenfalls aufgespalten und so dem Körper direkt zugeführt.

Die oben erwähnten Affen kauen ihre Nahrung bis zu 350-mal, was dem Mixen gleichkommt. Auch den grünen Smoothie sollte man länger im Mund halten und nicht herunterschlingen. Chlorophyll hat zudem die Wirkung, dass sich in unserem Körper ein basisches Milieu entwickelt. Es sorgt für einen ausgewogenen Eisenhaushalt, ist gut für unsere Leber, unsere Zähne, fördert die Wundheilung, pflegt den Magen und schützt vor Krampfadern. Es ist das Gegenteil von Abfall. Kein Lebewesen kommt ohne das Grün der Pflanzen aus. Viel Chlorophyll enthalten auch Säfte wie Weizengras- und Gerstengrassaft. Diese Säfte bestehen bis zu 70 Prozent aus Chlorophyll und über 90 verschiedenen Mineralien, Vitamin C, Enzymen und Aminosäuren.

Beim Salat verwendest du anstelle von Eisbergsalat, der fast nur aus Wasser und wenig Chlorophyll besteht, am besten Rucola, Feldsalat, Mangold oder Spinat. Alles an Blattgemüse mit starker grüner Farbe enthält viel Chlorophyll, wie beispielsweise Brokkoli, Grünkohl, Fenchel, Weizengras, Gerstengras, Moringa, Brennnessel, Petersilie, Portulak, Schnittlauch, Basilikum, Spirulina, Chlorella, Kresse und viele andere Kräuter. Für einen grünen Smoothie eignen sich vor allem die grünen Blätter der Roten Bete, von Rüben und das Möhrenkraut.

Grüne Smoothies kannst du in immer neuer Zusammensetzung genießen, es gibt genügend Rezepte dafür, viele findest du im Internet. Am besten ist es, sie täglich frisch zu mixen.

Ein einfaches Beispiel

Ca. 200 ml Wasser, 2 Bananen oder 2 Äpfel, 1 Handvoll Mangold, Feldsalat oder Spinat.

Wildkräuter, die sich überall in Deutschland finden und die sich gut für Smoothies eignen:

Löwenzahn, Vogelmiere, Gänseblümchen, Labkraut, Erdbeerblätter, Himbeerblätter, wilder Rucola, Zitronenmelisse, Salbeiblätter, Spitzwegerich, Schafgarbe, Portulak, Beinwell, Brennnesselblätter, Giersch, Knoblauchrauke, Petersilie, Gundermann

Wichtig: Smoothies nicht aufbewahren, sondern täglich neu mixen.

Grundsätzlich kann man die von Mai bis Oktober wachsenden Wildkräuter alle essen, sei es im Smoothie oder Salat, genauso klein gehackt oder darübergestreut zu verschiedenen Gerichten. Viele Wildkräuter gelten einfach nur als Unkraut und fallen dem Rasenmäher zum Opfer. Kein Wunder, wenn es im Schulunterricht kein Fach gibt, in dem man Dinge wie diese lernt. Baut diese Kräuter selbst an, im Garten oder auf dem Balkon, oder fragt eure Nachbarn, bei denen sie wild wachsen, ob ihr euch hin und wieder davon nehmen könnt. Keine Sorte sollte über einen langen Zeitraum genommen werden, sondern es ist wichtig, die Kräutersorten häufiger zu wechseln. Victoria Boutenko hat es im Selbstversuch getestet und über Wochen immer das gleiche Grün und Wildkraut in den Smoothie getan. Irgendwann fühlte sich ihre Zunge nur noch taub an, sie fühlte sich von Tag zu Tag unwohler. Viel hilft nie viel, und das gilt auch für Wildkräuter. In meinen Smoothies mixe ich etwa zehn verschiedene Wildkräuter, sodass etwa 50 bis 100 Gramm für etwa 1,5 Liter daraus entstehen, die ich über zwei Tage hinweg trinke.

Bevor ihr sie selbst ernten geht, lohnt sich eine Wildkräuter-Führung. Informiert euch gut. Auch die Qualität der Wildkräuter ist wichtig, sie sollten so frisch und grün wie möglich sein, umso mehr Energie führt ihr eurem Körper zu. Pflückt nur Wildkräuter von Wiesen, auf denen keine Hunde laufen. Wascht die Wildkräuter gründlich, bevor ihr sie verwendet. Neben den angebauten Kulturpflanzen waren Wildkräuter bis zum Mittelalter ein wesentlicher Bestandteil der Ernährung der Menschen. In Kriegszeiten sammelten die Menschen Wildfrüchte und Wildkräuter, um zu überleben. Die Natur bietet uns alles, was wir brauchen. Wir müssen das Rad nicht neu erfinden. Wildkräuter können unseren Tagesbedarf deutlich besser decken als Obst, Gemüse und Salat, die zuvor unter Pestiziden heranwuchsen und aus übersäuertem Boden geerntet wurden. Obst und Gemüse waren früher wesentlich gehaltvoller.

Wildkräuter besitzen Ballaststoffe, Chlorophyll, Eiweiß, Mineralstoffe, Vitamine in Hülle und Fülle und Kohlenhydrate. Sie sind den Kulturpflanzen weit überlegen. Ein Gorilla frisst bis zu 80 Prozent chlorophyllhaltige Lebensmittel, und wie stark er ist, sieht man ihm schon an. Mit Schimpansen sind wir zu 98 Prozent genetisch identisch. Wir haben den gleichen Stoffwechsel. Trotzdem wurden unter den Schimpansen noch nie degenerative Erkrankungen in einem Maße wie beim Menschen ausgemacht.

An den Geschmack chlorophyllhaltiger Nahrung gewöhnst du dich allmählich. Gib dir die Zeit. Sie ist es wert. Wir Menschen sind Gewohnheitstiere. Also bereite dir deinen ersten Smoothie mit Wildkräutern so schmackhaft wie möglich zu, nimm anfangs doppelt so viel Obst wie Grünes. Steigere von Woche zu Woche den grünen Anteil und bedenke, dass beispielsweise Löwenzahn sehr bitter ist, dafür mit die meisten Vitamine bietet. Die Dosis ist entscheidend. Im Vergleich zu Kopfsalat hat Vogelmiere doppelt so viel Calcium, dreimal so viel Magnesium und Kalium, siebenmal so viel Eisen und bis zu achtmal mehr der Vitamine A und C, des Weiteren viel Selen und B-Vitamine. In den grünen Blättern ist Cellulose enthalten, die wir schlecht verdauen. Sie muss aufgebrochen werden, um an ihre Nährstoffe zu gelangen. Dies geht nur durch gründliches Kauen, was die wenigsten beachten, oder durch Mixen in einem Standmixer. Indem ihr jeden Vormittag einen Smoothie mit Obst zu euch nehmt, erspart ihr eurem Körper eine Menge an Verdauungsenergie. Wo Energie verschwendet wird, entsteht Energiemangel. Gesundheit und Wohlbefinden hängen tatsächlich vom Detail ab.

Magensäure

Kaum jemand realisiert, wie wichtig Magensäure ist. Ohne Magensäure keine Nährstoffaufnahme. Ohne Magensäure keine Verdauung. Magensaft enthält Salzsäure. Ist nicht genug Salzsäurekonzentration im Magen, können wichtige Mineralien und Spurenelemente nicht aufgenommen werden. Magensäure zerstört Bakterien, Pilze, Viren und Krankheitserreger, die wir über den Mund aufnehmen. Sie sorgt für ein gesundes biologisches Milieu in unserem Körper. Ist zu wenig Säure im Magen, können unvollständige – also schädliche – Proteine in den Blutkreislauf gelangen und zu Allergien führen, da der Körper nicht weiß, wohin damit, und sie nicht vollständig verdaut. Ab etwa dem 40. Lebensjahr produziert der Körper weniger Magensäure, doch neben dem Alter sind auch Stress, Medikamente, fettiges Essen, Zucker, zu viel Eiweiß und maßloses Essen die Gründe dafür. Darum heißt es auch, wie bereits erwähnt: »Ein Yogi isst sich niemals satt.«

Unser Essverhalten spielt eine wichtige Rolle. Kauen wir nicht genügend, sondern schlingen, dann kommen die wichtigen Nährstoffe nicht in unserem Stoffwechsel an, sondern werden unverdaut und ungenutzt wieder ausgeschieden. Grüne Smoothies, Obstbrei und überhaupt alles an Flüssigkeiten und Püriertem sind ein Geschenk für den Körper. Je mehr wir davon in Bioqualität und in Kombination mit Ballaststoffen und Chlorophyll zu uns nehmen, desto besser für unsere Gesundheit. Unser Körper hat gar keine andere Wahl, als gesünder zu werden. Dies erspart unserem Körper auch viel Energie für die Produktion von Salzsäure. Meine Verdauung und Magensäure hat sich deutlich verbessert, seit ich mich vegan ernähre, biologisch esse, davon etwa die Hälfte roh und die andere gekocht, und vor allem grüne Smoothies zu mir nehme. Außerdem hilft Gerstengrassaft unserem Verdauungsapparat und unterstützt unsere Magensäure. Als Test kannst du ein Glas Rote-Bete-Saft trinken und beobachten, ob sich dein Stuhlgang oder Urin auf der Toilette verändern. Sollte sich die Farbe ändern, produziert dein Körper zu wenig Magensäure.

Die Salzsäurekonzentration ist wichtig für unsere Gesundheit und unser Leben. Daher darfst du die Thematik um basische Ernährung und Magensäure nicht miteinander verwechseln. Auch unser Blut muss leicht basisch sein, sonst könnten wir nicht leben. Kommt hingegen kein saurer Inhalt aus dem Magen, wird die Bauchspeicheldrüsenfunktion eingeschränkt. Was wieder dazu führt, dass Nährstoffe, Mineralien und Vitamine nicht richtig aufgenommen werden. Meide möglichst Gluten und Milch, wenn du merkst, dass du Magensäure nicht in ausreichender Menge produzierst. Sodbrennen ist übrigens ein Zeichen für zu wenig Magensäure.

Erhöhe auch deine Vitamin-B_{12}-Zufuhr in Form von Nahrungsergänzungsmitteln.

Magensäure lässt sich mithilfe von Präparaten zuführen, die man vor der Mahlzeit für eine bessere Verdauung einnehmen kann. Wie kann man dem Körper Magensäure zuführen? Mit dem Präparat Betain HCL[10], das man vor der Mahlzeit nehmen kann, damit man sie besser verdaut.

Ballaststoffe und Antioxidantien

Ballaststoffe

Wir sollten täglich etwa 30 Gramm Ballaststoffe über unsere Ernährung aufnehmen. Dazu müssen wir wissen, wo sie enthalten sind. Ballaststoffe sind definitiv kein Ballast für uns. Im Gegenteil: Sie machen uns leichter und fördern unsere Verdauung. Ballaststoffmangel kann zu Entzündungen im Körper führen. Ballaststoffe stecken in den Pflanzenfasern von Nüssen, in Vollkornbrot und in Gemüse. Sie schützen uns vor Krankheiten, werden meist aber nur als Verdauungshelfer geschätzt. Sie regulieren und stabilisieren den Blutzuckerspiegel, der uns beispielsweise vor Heißhungerattacken schützt, vor Krebs und diversen Zivilisationskrankheiten. Heutiges Essen enthält zu wenig Ballaststoffe. Ballaststoffreiche Ernährung hilft gegen Bluthochdruck. Weil auch diese Veränderung in den Essgewohnheiten seine Zeit braucht, empfehle ich, über Wochen hinweg immer mehr an Ballaststoffen in das tägliche Essen einzubauen. Diese Art von gezieltem Essen wirkt sich schon bald sehr positiv auf deine Gesundheit aus, und dann gilt es, das erreichte Level auch zu halten.

Wasserlösliche Ballaststoffe sind in Obst und Gemüse enthalten. Wasserunlösliche Ballaststoffe sind in Vollkornprodukten und Hülsenfrüchten enthalten. Die wasserunlöslichen quellen in unserem Dickdarm auf, wodurch ein Sättigungsgefühl entsteht. Sie wirken außerdem gut bei Verstopfungen. Die wasserlöslichen dienen den »guten« Darmbakterien als Nahrung. Kommen zu wenig Ballaststoffe im Darm an, können wir aus dem Gleichgewicht geraten. Ballaststoffe sind der Treibstoff für unsere Darmbakterien.

Ein Beispiel an genügend Ballaststoffen für einen Tag:

3 Portionen Gemüse und Hülsenfrüchte, 3 Scheiben Vollkornbrot, 4 Kartoffeln, dazu Obst und Nüsse.

Es kommt auf die Mischung der wasserlöslichen und wasserunlöslichen Ballaststoffe an. Biete deinem Körper eine vielseitige Ernährung. Eine Pastinake zum Beispiel hat auf 100 g schon 12 g Ballaststoffe. Ähnlich bei Paprika, Wirsing, Nüssen, Leinsamen, Chiasamen, Natursauerteigbrot. Als Mehl verwendet man am besten Weizenvollkornmehl, Dinkelvollkornmehl, Roggenvollkornmehl. Diese Mehlsorten enthalten zwischen 8 und 13 g auf 100 g an Ballaststoffen. Bei Hülsenfrüchten sind Linsen, Kichererbsen, Bohnen, Erbsen zu empfehlen. 100 g Hülsenfrüchte liefern 7 g Ballaststoffe. Unter den Nusssorten sind es Mandeln, die auf 100 g gesehen 10 g Ballaststoffe enthalten, Haselnüsse 7 g. Ersetzt man Nudeln durch Vollkornnudeln, erhöht man die Ballaststoffe, denn Vollkornnudeln enthalten 6 bis 7 g Ballaststoffe. Grüne Paprika, Möhren, Sellerie, Kohl, Schwarzwurzel, Rosenkohl und Blumenkohl enthalten zwischen 2 und 5 g; Erdbeeren, Äpfel und Birnen zwischen 2 und 3 g. Informiert euch auf den Produkt-Verpackungen über ihre Bestandteile, wenn ihr einkauft. Unter den Nährwerten seht ihr den Anteil Ballaststoffe. Die gesündesten Lebensmittel sind ohnehin jene ohne Verpackung und Zutatenliste: direkt in der Natur geerntet.

Von den Ballaststoffen komme ich automatisch zum Begriff »Superfood«. Darunter verstehen wir nährstoffreiche Lebensmittel, die ganz besonders förderlich für Gesundheit und Wohlbefinden sind.

Zum »Superfood« gehören:

Kokosmehl, Flohsamenschalen, Baobabpulver, Sprossen, Hirse, Quinoa, Amaranth, Buchweizen, Teff, Leinöl, Sesam, Mohn, Sonnenblumenkerne, Kürbiskerne.

Leinsamen oder Chiasamen solltest du immer geschrotet kaufen oder es selbst mit einer Kaffeemühle schroten. Ungeschrotet können die Ballaststoffe nicht vom Körper aufgenommen werden, dann rutschen sie einfach durch den Magen-Darm-Trakt.

Antioxidantien

Beim Altern sind freie Radikale die Verbrecher, Antioxidantien sind die Polizei, die die Verbrecher einfängt. Antioxidantien machen die freien Radikale unschädlich und sind unserer Gesundheit sehr zuträglich. Sie helfen uns, jung zu wirken und weniger Krankheiten zu bekommen. Freie Radikale sind in einem gewissen Maße aber notwendig für unseren Körper, beispielsweise als Entzündungshemmer.

Beispiele für Antioxidantien sind Vitamin C und E. Vitamin C ist in fast allen Früchten und Gemüsen enthalten. Vitamin E ist in hochwertigen Ölen wie Leinöl oder Weizenkeimöl enthalten. OPC[11] ist in Traubenkernen enthalten und als Nahrungsergänzungsmittel zu erhalten wie auch Betacarotin.

Alle beschriebenen Lebensmittelbestandteile sind natürlich sehr viel wirksamer, wenn du sie in Form frischer Bioprodukte und nicht als Präparate zu dir nimmst, sondern in so viel wie möglich frischer und lebendiger Nahrung. Und Bioprodukte sollten es deshalb sein, weil Pflanzen, die sich selbst vor Schädlingen schützen müssen, viel mehr natürliche Abwehrkräfte entwickeln. Dass Antioxidantien den Alterungsprozess verlangsamen, liegt daran, dass sie gut für unsere Haut, unser Gehirn, die Augen und das Knorpelgewebe sind.

Colon-Hydro-Therapie, Darm und Ablagerungen

Bereits in alten Kulturen gehörte die Darmreinigung zum Behandlungsspektrum der Ärzte, um die Menschen zu reinigen, was auch eine spirituelle Dimension hatte. Kürbisse und Kalebassen[12] wurden mit Wasser gefüllt, und mithilfe eines Pflanzenrohrs wurde die Flüssigkeit zur Darmspülung benutzt.

In unserem Körper stehen alle Organe miteinander in Beziehung. Wichtig dabei ist vor allem der Dickdarm. Er hat die Funktion, Spurenelemente und Mineralstoffe aufzunehmen. Weiterhin werden in seiner Bakterienflora wichtige Vitamine gebildet. Unser Dickdarm ist für die Ausscheidung von Überresten, Gär- und Verwesungsgiften zuständig. Über 80 Prozent der Stärke des Immunsystems liegt im Darm, also ist seine Gesundheit vorrangig. Krankheiten wie

Herzrhythmusstörungen, Rheuma, Gicht, Allergien, Krebs, Hauterkrankungen können in einem geschädigten Darm ihren Ursprung haben. Durch Verschlackung wird der Darm enorm belastet. Der Dickdarm verschlackt, wenn unverdauliche Stoffe dauerhaft als Ablagerung liegen bleiben. So können Giftstoffe entstehen, durch die nach und nach auch andere Organe in Mitleidenschaft gezogen werden. Für seine volle Leistungsfähigkeit braucht der Darm eine gesunde Flora. Er funktioniert vergleichsweise wie ein Hausbau: Nur mit guten Materialien und bester Qualität gebaut, wird das Haus lange stehen. Wände aus qualitativ schlechtem Material werden brüchig. Aufgrund unserer modernen Ernährung leiden sogar schon Kinder an Neurodermitis oder Rheuma. Die gedankenlose Ernährung mit Fast Food und Convenience Food bringt die Darmflora aus dem Gleichgewicht. Der Körper erhält nicht mehr das, was er benötigt. Unerwünschte Reste bleiben im Darm und lagern in Darmtaschen, weil der Körper nicht in der Lage ist, sie auszuscheiden. Diese Ablagerungen sind wie negative Energien zu betrachten, durch die Negatives – wie Krankheiten – entsteht.

Bei der Colon-Hydro-Therapie wird Wasser unterschiedlicher Temperatur mithilfe eines feinen Rohres durch den Darm geführt. Das Wasser schwemmt den Darminhalt durch einen Schlauch aus dem Körper. Währenddessen wird der Bauch sanft massiert, und die Verhärtungen lösen sich von den Darmwänden. Die gelösten Ablagerungen werden durch ein Fenster sichtbar, was durchaus hilfreich sein kann, um sich den Prozess wirklich bewusst zu machen.

Ich empfehle, diese Colon-Hydro-Therapie bei guten Heilpraktikern und in Begleitung eines vertrauten Menschen zu machen. So fühlst du dich sicher und nicht allein, denn es handelt sich um ein sensibles Organ, das da behandelt wird. Drei Spülungen ersetzen den Effekt einer ganzen Woche Fasten.

Ich habe diese Therapie nach einer Leberreinigung getätigt, weil sie mir als Vorbeugung einer Rückvergiftung empfohlen wurde. Im

Nachhinein fühlt es sich gut an, Gifte los zu sein. Die Therapie solltest du einen Tag in der Woche vormittags und über insgesamt sieben bis zehn Sitzungen hinweg machen. Danach ist es wichtig, zu ruhen und keine körperliche Arbeit mehr zu verrichten. Manchmal setzt der Prozess erst nach der fünften Sitzung richtig ein. Die Reinigung wird so oft wiederholt, bis nur noch klares Wasser ohne Ablagerungen ausgeschieden wird. Klares, sauberes Wasser kommt in den Körper hinein und – wenn alles perfekt gelaufen ist – auch wieder heraus. Vor meiner ersten Colon-Hydro-Therapie hatte ich zehn Tage gefastet, im Anschluss eine Leberreinigung gemacht, mit Einläufen herumprobiert und danach zum Glück die Therapie entdeckt. Ein Darm mit Ablagerungen ist wie ein Topf mit angebranntem Essen. Reinigt er sich selbst, wenn du ihn so eingetrocknet mit schwarzen Stellen stehen lässt? Fasten ist hilfreich, gesund und wirkt im Nachhinein unglaublich wohltuend und befreiend. Aber es löst keine Ablagerungen. Ebenso wenig bekommt man mit Einläufen den verkrusteten Topfboden unseres Darmes sauber. Erst das Einweichen mit Wasser löst die Kruste. Man spült den Topf aus und bringt den Schmutz in den Abfall. Nun ist der Topf von innen sauber und glänzt wie neu, und es lässt sich wieder neues Essen unbedenklich zubereiten. Ist der Darm gereinigt, funktioniert auch gesunde Ernährung wieder besser. Obwohl ich mich bereits seit zehn Jahren biologisch und vegan ernährte, war ich doch erstaunt, was sich bei mir immer noch an Ablagerungen fand. Große schwarze und grüne Bälle, die aussahen wie Kohlestücke. Oder Sand, was an all den Medikamenten meiner Vergangenheit gelegen haben mochte. Ein Mal im Jahr eine Colon-Hydro-Therapie ist ein Geschenk für euren Körper. Anfangs braucht ihr bis zu zehn, später nur noch bis zu fünf Sitzungen. Es lohnt sich.

Durch diese Therapie fühlte ich mich auch seelisch erleichtert. Kruste, Ablagerungen und Kotsteine sind negative Energie, vergleichbar mit negativen Emotionen. In diesem Zusammenhang möchte ich auch daran erinnern, gefiltertes Wasser zu trinken, damit sich nicht schon durchs Leitungswasser gleich wieder neue Ablagerungen bilden. Das normale Leitungswasser enthält viele Fremdstoffe, wie viele Medikamentenrückstände usw., die nicht gut für den Körper sind. Damit sollte man nicht seinen Darm reinigen lassen.

Kombucha

Kombucha ist ein fermentiertes, das heißt vergorenes Teegetränk. Man kann es selbst zubereiten, sprich ansetzen oder im Bioladen kaufen. Vor etwa 2500 Jahren wurde Kombucha zum ersten Mal in der chinesischen Medizin erwähnt und wird für Langlebigkeit und als Schönheitsgetränk von den alten Kulturen angepriesen. Der Kombucha-Pilz Scoby steht für eine symbiotische Kultur aus Bakterien und Hefen; er lebt und produziert seine eigene Kohlensäure. Als Stoffwechselprodukte seiner bakteriellen Aktivität entstehen Mineralien und B-Vitamine wie B_1, B_2, B_3, B_6, B_{12}, Vitamin C, Zink, Eisen, Calcium, Magnesium und viele mehr. Er enthält außerdem Aminosäuren und Enzyme. Kombucha wirkt bei Rheuma entzündungshemmend und stärkt das Immunsystem. Das Getränk entlastet die Leber durch Entgiftung und fördert eine gesunde Darmflora. Weiterhin ist Kombucha gut gegen Blasenentzündung, Asthma und Neurodermitis. Auch bei Heuschnupfen wirkt das Gärgetränk unterstützend. Bei Verstopfungen regt Kombucha den Darm wieder an, sorgt also für eine gute Verdauung. Beim Heilfasten ist der fermentierte Tee ein guter Begleiter.

Seit ich Kombucha trinke, schlafe ich besser, bin energetischer, und mein Hautbild hat sich auch verbessert. Ich trinke vormittags ein Glas mit etwa 0,3 l Kombucha. Das ist meine Morgenkosmetik. Es heißt doch, man solle sich mit nichts eincremen, was man nicht auch essen oder trinken würde. Schaut gern mal auf die Verpackung eurer Pflegeprodukte und informiert euch, was jede dieser Zutaten für die Haut angeblich Gutes bewirkt. In jedem Milliliter Kombucha sind zehn Millionen aktive Hefezellen enthalten, die sich auch äußerlich für die Hautpflege anwenden ließen.

Wie du siehst, ist Kombucha vielseitig einsetzbar. Achte beim Kauf auf Bioqualität in der Glasflasche und dass es ein Rohkost-Kombucha ist, gebraut aus Biotees und nicht pasteurisiert. Im Internet gibt es zudem einfache Tipps, wie man den Kombucha selbst ansetzt. Zucker ist zwar nicht gut für die Ernährung, Kombucha aber wandelt ihn erst in Alkohol, dann in organische Säuren um. Deshalb schmeckt Kombucha säuerlich, was ein gutes Zeichen ist. Der Zucker verschwindet also wieder und ist in Verbindung mit dem Pilz in gute Eigenschaften umgewandelt worden. Wenn du eine Kombucha-Kultur selbst ansetzt, kannst du den Pilz immer wieder verwenden.

Magnesiumchlorid

Magnesiumchlorid ist Nahrungsergänzung und Nahrungsmittel zugleich. Auf 33 Gramm Magnesiumchlorid in Pulverform gibt man einen Liter Wasser in eine Glasflasche. Ich empfehle, jeden Morgen nach dem Aufstehen ein Schnapsglas davon zu trinken. Es schmeckt bitter, aber wie jeder weiß, hilft als Medizin nur die, die nicht schmeckt. Ich bekomme durch diesen einen Schluck sofort Energie für den ganzen Tag. Meine Verdauung wird angeregt, und ich merke, wie mein Körper in Schwung kommt. Außerdem tut es meiner Haut und den Gelenken gut, sollten sie entzündet sein. Du kannst es auch abends vor dem Schlafengehen einnehmen.

Auf vielen Nahrungsmittelverpackungen ist Magnesiumchlorid vermerkt, das Lebensmittel mit Magnesium anreichert. Es wird aus Solequellen und Meersalz gewonnen. Nach der Abscheidung von Natriumchlorid durch Verdunstung bleibt die Mutterlauge übrig, die vor allem Magnesiumchlorid, das Magnesiumsalz der Salzsäure, enthält. Diese Chloride sind für uns lebensnotwendig, beispiels-

weise für unsere Nerven und Muskeln. Magnesiumchlorid übernimmt einige wichtige Funktionen, unter anderem die des Auf- und
Abbaus von Calcium, ist also wichtig für die Zähne und die Knochen. Es steigert die Energiegewinnung im Körper, was bewirkt,
dass du mehr Energie, Kraft und Ausdauer hast. Zudem wirkt es
sich positiv auf Gehirn, Gefäße, Organe und Gewebe aus. Weiterhin
hilft Magnesiumchlorid bei der Entfernung von Harnsäure aus dem
Körper, die zum Beispiel die Ursache von Gelenkschmerzen sein
kann, und bei der Gewichtabnahme. Es wirkt gegen Osteoporose,
bei Erkrankungen des Nervensystems, schützt vor Atemproblemen
und Lungenerkrankungen, ist hilfreich bei Schlafstörungen, lindert
Kopfschmerzen, enthält Anti-Krebs-Wirkstoffe, beruhigt Menstru-
ationskrämpfe, stärkt die Blutgefäße und das Immunsystem. Bereits
im Ersten Weltkrieg wurde Magnesiumchlorid bei der Wundver-
sorgung bei Soldaten verwendet. Es wirkt dem Alterungsprozess
entgegen, wird auch bei Dickdarm- und Gallenblasenproblemen
eingesetzt. Magnesium wird durch Nahrungsaufnahme im Magen
in Magnesiumchlorid umgewandelt, kann also auch als Ergänzung
zu sich genommen werden. Man kann es außerdem auf die Haut
auftragen. Was von innen gut wirkt, wirkt auch von außen gut auf
unseren Körper. Ein Fußbad mit Magnesiumchlorid ist ebenfalls zu
empfehlen.

Weil es die Verdauung anregt, ist zu beachten, bei Durchfall die
Dosis zu verringern und erst danach wieder zu steigern.

MSM/Organischer Schwefel

MSM – Methylsulfonylmethan – ist eine in vielen Obst- und Gemüsesorten, in rohen tierischen Produkten wie Milch, Fleisch und
Fisch enthaltene Form von Schwefel. Die Schwefelverbindung geht
verloren, sobald diese Nahrungsmittel erhitzt werden oder aus-
trocknen. Und das kommt in unserer heutigen modernen Ernäh-

rung viel zu oft vor, in der Folge sind viele Menschen von Schwefel-mangel betroffen.

Schwefel ist sehr nützlich, was leider kaum bekannt ist: Er ist für die Ausführung sämtlicher Körperfunktionen zuständig. Der menschliche Körper besteht zu 0,2 Prozent aus Schwefel, die Hälfte davon befindet sich in der Haut, den Muskeln und Knochen. Unser Körper benötigt fünfmal mehr Schwefel als Magnesium, und vierzig-mal mehr Schwefel als Eisen. Heutzutage sind durch unsere moderne Ernährung viele Menschen von Schwefelmangel betroffen. MSM kann bei vielen verschiedenen Krankheiten oder Symptomen helfen, ohne dass man viele Medikamente nehmen muss. Schwefel wirkt un-terstützend bei allergischem Schnupfen aller Art. Es ist außerdem entzündungshemmend bei Arthrose und Gelenkverschleiß. MSM verringert Muskelschäden und trägt zum Regenerationsprozess nach dem Sport und anderen körperlichen Tätigkeiten bei, weil es antioxi-dativ wirkt. MSM wird in der Krebsbehandlung, bei Schädigung der Magenschleimhaut, Diabetes und Blasenentzündung eingesetzt.

Es ist schon beeindruckend, welch kleine, tägliche Menge davon unser Leben positiv verändern kann. Auch mein Körper hat sehr positiv auf Schwefel reagiert. Ich nehme es immer morgens ein, täg-lich einen Teelöffel mit sechs Gramm in 0,3 Liter gefiltertem Wasser, da es mir einen energetischen Schub gibt. Mein Energielevel hat sich allgemein verbessert sowie mein Hautbild und die Gelenke.

Schwefel ist für die Produktion bestimmter Vitamine und En-zyme in unserem Körper zuständig. Beim Verzehr von mehr Roh-kost nehmen wir auch mehr MSM zu uns, da nicht mehr 90 Prozent davon beim Erhitzen verloren gehen. MSM ist wasserlöslich und kann theoretisch nicht überdosiert werden. Bei zu hoher Dosierung kann es allerdings zu dünnerem Stuhlgang kommen, dann solltest du die Dosis verringern oder eine Pause einlegen. Bitte achte darauf, es so fein wie möglich zu kaufen, weil es sich dann besser auflöst. Die Reinheit liegt bei allen Herstellern fast gleich bei 99,98 Prozent. Schwefel ist ein sehr guter Energiespender ohne Nebenwirkungen.

Fünf Tibeter und Bauchatmung

Fünf Tibeter

Bei den Fünf Tibetern[13] handelt es sich um eine Übung aus dem Yoga, die ursprünglich aus tibetischen Klöstern stammt. Dort praktizierten die Mönche die Fünf Tibeter und schufen damit für sich einen Jungbrunnen. Die Übungen haben eine verjüngende und energetisierende Wirkung auf deinen Körper. Tibetische Mönche haben meist viel Vitalität durch ihr gelebtes Leben bis ins hohe Alter und verstehen viel von Energiearbeit mit Körper und Geist. Sieh ihre Übungen nicht als Sport an, sondern als Übung, die dir Energie bringt und dein Bewusstsein anhebt. Gib dir Zeit für die Übung. Nach einigen Tagen brauchst du keine Anleitungen mehr, und es kommt dir so leicht wie Zähneputzen vor. Yoga allgemein ist nicht dafür da, Sport zu ersetzen. Yoga ist dafür da, unseren Geist zu leeren und unsere Energie zu steigern. Natürlich machen die Bewegungen viel mit einem, und am Anfang kommt es einem vor wie Sport. Deshalb sind Atmung und Konzentration sehr wichtig.

Lange wurden diese Übungen geheim gehalten und nur an auserwählte Mönche weitergegeben. Die Fünf Tibeter entstammen dem Hatha-Yoga, wurden jedoch aus dessen statischen Bewegungen herausgelöst und in fließende Abläufe aus Atmung, Bewegung und Bewusstsein umgewandelt. Mit diesen Übungen baust du wieder mehr Bewusstsein zu dir auf, zu deinem Leben und deinem Körper. Du lernst, dich wieder mehr zu fühlen und deinen Atem, deinen Körper und in Verbindung mit Meditation deine Energien wahrzunehmen. Du erarbeitest dir ein ganzheitliches Wohlbefinden. Das Prinzip des Lebens ist immer dasselbe, wenn es um ein langes, gesundes und glückliches Leben geht. Bringe Körper, Geist und Seele täglich in Einklang. Die Fünf Tibeter sind dabei eine Unterstützung. Ich selbst praktiziere sie täglich in meiner Morgenroutine für einen guten Start in den Tag. Du beginnst mit drei bis fünf Wiederholungen und dem Ziel, dich jede Woche zu steigern und dann bei 21 Wiederholungen zu landen. Beim Yoga geht es nicht um Leistung, sei nicht enttäuscht, wenn es mal einen Tag nicht so gut läuft.

Bauchatmung

Bauchatmung ist ein sehr kraftvolles Werkzeug für mehr Entspannung und Leistungsfähigkeit. Auch diese Übung kommt aus dem Yoga, bei dem es viele verschiedene Techniken gibt, durch Atmung mehr Energie und Lebensqualität zu bekommen. Wie wichtig das Atmen ist, versteht sich, denn ohne das Einatmen von Sauerstoff erstickt man. Die Bauchatmung wird auch »Zwerchfellatmung« oder »Dreidimensionale Yoga-Atmung« genannt. Am Zwerchfell hängen die Organe, wenn es sich bewegt, bewegen sich auch die Organe. Mit Bauchatmung werden die Organe also massiert. Diese Massage bewirkt eine verbesserte Durchblutung. Da viele Krankheiten und unangenehme Symptome oft in unserem Darm entstehen, können wir dem durch die Bauchatmung unterstützend entgegenwirken. Das ist nicht als Kampf zu sehen, sondern als etwas, das wir aus unserer Natur heraus tun. Durch Bauchatmung regulierst du das vegetative Nervensystem herunter. Der Blutdruck sinkt, die Herzfrequenz sinkt, pure Entspannung setzt ein. Im Leistungssport ist das zu beobachten, wenn ein Sportler sich nach dem 100-Meter-Lauf hinstellt, die Arme am Oberkörper abstützt und tief in den Bauch atmet. Dabei vollzieht sich eine schnelle Regeneration, denn diese Übung fördert die Zwerchfellbeweglichkeit, verbessert das Lungenvolumen und erleichtert das Ein- und Ausatmen. Tiefe Bauchatmung führt zu Zentrierung und innerer Ruhe. Auch wenn du nachts nicht gut schlafen kannst und Stress spürst, kannst du dich mit Bauchatmung beruhigen. Morgens beim Aufwachen oder auch zwischendurch kannst du sie anwenden, um wieder etwas Energie zu bekommen. Ähnlich wie bei den Fünf Tibetern gibt es kein Limit zu beachten. Ich mache sie nach der Meditation im Bett liegend. Du kannst sie auf dem Sofa oder auf dem Boden liegend machen. Ich empfehle fünf bis zehn Minuten täglich über einen längeren Zeitraum. Danach trinkst du am besten ein großes Glas gutes stilles Wasser. Morgens regt es die Verdauung und den Stoffwechselprozess an.

Es gilt bei der Bauchatmung nur zwei Dinge zu beachten: Die Hand, die du vor dem Atmen auf den Bauch gelegt hast, drückst du beim Einatmen durch die Nase mit deinem Bauch einfach weg. Beim Ausatmen durch den Mund versuchst du, den Bauchnabel in Richtung Wirbelsäule einzuziehen. Beachtest du diese beiden Dinge, hast du die Atmung gemeistert. Versuche, beim Einatmen nicht ins Hohlkreuz zu kommen und beim Ausatmen keinen Rundrücken zu machen. Denn der Rücken bleibt beim Atmen immer gleich. Nur die Atmung bewegt den Bauch nach außen und nach innen.

Ölziehen und Zungenreiniger

Ölziehen

Ölziehen ist eine sehr alte und gute Tradition, die schon im Ayurveda angewendet wurde, um verschiedene Erkrankungen damit zu behandeln. Es ist eine unkomplizierte Methode für die tägliche Reinigung und Entgiftung und gehört zu einer wirkungsvollen Zahn- und Mundpflege. Es hilft bei Zahnfleischbluten, Mundgeruch, verringert Zahnbelag, verhindert Karies und lässt unsere Zähne weißer werden.

Es gehört längst zu meiner Morgenroutine, einen Esslöffel Bio-Kokosöl auf nüchternen Magen in den Mund zu nehmen. Bio-Kokosöl enthält antibakterielle Substanzen, unter anderem Laurinsäure, und ist deshalb so gut geeignet. Auch Oliven- und Sesam- und sehr gutes Leinöl eignen sich zum Ölziehen, doch mich überzeugt das Kokosöl schon vom Geschmack her. Es ist ein sehr angenehmes Öl. Das Ölziehen ist vor allem am Morgen sinnvoll, weil unser Körper in der Nacht am meisten entgiftet und über die Schleimhäute Toxine ausscheidet. Deshalb ist es so wichtig, vor dem Ölziehen nichts zu trinken. 15 Minuten spüle ich das Öl durch meine Zähne, ohne dabei auch nur einen Tropfen davon zu schlucken. Je länger ich es durch meine Zähne spüle, umso dünnflüssiger und weißer wird das Öl. Lässt man Kokosöl in Zahntaschen einsickern, gelangt es an Orte, wo man mit der Zahnbürste nicht hinkommt. Darin sammeln sich Gifte und Bakterien, die ich mit dem Öl aus dem Mundraum ziehen möchte. Das Öl spucke ich dann in ein Taschentuch und werfe es weg. So kommt es mit allen Toxinen und Bakterien nicht in den Wasserkreislauf. Den Mund spüle ich mit warmem Wasser aus. Danach putze ich Zähne und beginne mit frischem Atem den Tag.

Auch bei Erkältungskrankheiten ist es sehr zu empfehlen, um die Heilung anzukurbeln. Außerdem unterstützt es die Leber, den Darm, das Herz. Nach zehn Tagen Ölziehen sind krankheitsfördernde Bakterienstämme um bis zu 30 Prozent reduziert. Karies geht zurück, und es ist weniger Plaque auf dem Zahn zu sehen. Ich empfehle, es erst mal 21 Tage lang zu machen und dabei zu testen, wie es wirkt. Das gilt für jede meiner Empfehlungen: Sollte sich etwas negativ anfühlen, lege einfach eine Pause ein, bis es sich wieder angenehm anfühlt, und baue es dann erst wieder in deine Morgenroutine ein. Auch hier führt nur Regelmäßigkeit zum Erfolg.

Zungenreiniger

Nach dem Zähneputzen sollte man die Zunge mit einem Zungenreiniger oder -schaber reinigen. Um Plastik zu vermeiden, empfehle ich einen aus Edelstahl, der auch länger halten wird.

Zwei Drittel der Bakterien in unserer Mundhöhle leben auf der Zunge. Sie zu reduzieren ist eine ganz einfach zu erklärende notwendige Maßnahme, um Zahnfleischentzündungen und andere größere Probleme im Mundraum zu verhindern. Schenkt eurer Zunge mehr Aufmerksamkeit. Im asiatischen Raum hat die Zunge in der Medizin einen hohen Stellenwert. Die Zunge bietet ein angenehmes Milieu, in dem sich Bakterien einnisten können, darunter auch schädliche. Mundhygiene mit Zungenreinigung ist wichtig.

Die Anwendung eines Zungenschabers ist einfach. Strecke die Zunge möglichst weit raus, lege den Schaber, so weit es geht und ohne einen Würgreiz zu bekommen, auf die hintere Zunge, von wo du ihn nach vorne wegziehst. Diesen Vorgang wiederholst du, bis kein Belag mehr zu sehen ist. Nach jedem Vorgang spüle ich den Schaber ab. Du wirst erstaunt sein, wie viel Belag sich jeden Morgen und Abend auf deiner Zunge gesammelt hat. Auch bei Mundgeruch ist das Anwenden des Schabers zu empfehlen. Du fühlst dich danach sauberer und wohler. Verletze dir nicht die Zunge, indem du beim Schaben zu viel Druck ausübst. Verletzte Poren bieten Bakterien wieder eine offene Tür. Beachte auch, nicht nur über die Zungenmitte zu fahren, sondern auch links und rechts davon. Nur so ist die komplette Zunge gereinigt.

Zucker und Gluten

Zucker

Aus gesundheitlichen Gründen verzichtete ich sechs Wochen lang auf Zucker, und damit auch auf alles, was süß schmeckt, zum Beispiel Agavendicksaft, Dattelsirup, Kokosblütenzucker, Trockenfrüchte. Reifes Obst – am besten in Bioqualität – ist erlaubt. Ich bekam einen enormen Energieschub, meine Haut verbesserte sich, ich schlief besser und war gelassener, hatte mehr Ausdauer und war wesentlich belastbarer als zuvor. Ich empfehle jedem hin und wieder eine 3- bis 6-Wochen-Challenge. Es ist wichtig, für den eigenen Körper Abenteuergeist zu entwickeln und neue Dinge auszuprobieren, Erfahrungen zu sammeln und zu beobachten, was sie mit einem machen. Deshalb spürte ich kaum Verzicht oder Mangel. Die Vorteile überwiegen. Wir alle können nie ein Zuviel an Energie haben. Heute versuche ich, das gesunde Mittelmaß zu finden. Ist mir danach, dann esse ich gerne etwas mit Zucker. Generell versuche ich aber, den Effekt und die Vorteile zu genießen, während ich Zucker weglasse. Jeder weiß, dass Zucker ungesund ist, trotzdem trinken wir gern mal einen Softdrink, gönnen uns ein Stück Kuchen oder Schokolade. Wir sind süchtig nach Zucker, das ist die Wahrheit. Ich selbst habe zu den Zuckerjunkies gezählt. Lässt man ihn eine Weile weg, wird einem die Sucht durch das Verlangen erst wirklich bewusst. Durchschnittlich nimmt jeder täglich 24 Teelöffel Zucker zu sich. Laut der Weltgesundheitsorganisation WHO sollten es aber höchstens sechs Teelöffel sein. 24 Teelöffel pro Tag ergeben 35 Kilogramm pro Jahr!

1874 waren es noch 6,2 Kilogramm Zucker pro Kopf pro Jahr. Zucker ist ein Geschmacksverstärker und findet sich heute in fast allen verarbeiteten Lebensmitteln. Zucker bewirkt einen Ausstoß an Dopamin, und das macht bekanntlich glücklich. Zumindest sollte man auf industriellen Zucker verzichten. Steht beim Einkaufen auf der Zutatenliste eines Produktes Zucker an erster Stelle, dann lass die Finger davon und such nach einer Alternative. Die gesündesten Lebensmittel sind wie gesagt jene, die keine Zutatenlisten benötigen. Zwei Drittel des durchschnittlichen Jahresverbrauchs an Zucker werden industriell in Getränken, Brotaufstrichen, Backwaren und Milchprodukten verarbeitet. In einem Glas Cola von 0,3 l sind 11 Zuckerwürfel enthalten, in 400 g Weißbrot 12 Zuckerwürfel. Ein herkömmlicher Schokoriegel besteht zu über 50 Prozent aus Zucker, ein Fruchtjoghurt mit 150 g Inhalt aus 7 Zuckerwürfeln. Wer nicht nur Wasser trinken möchte, presst sich Saft aus Obst oder gibt dem Wasser ein paar Orangenscheiben bei.

Zucker greift – erst recht bei mangelnder Pflege – die Zahnstruktur an. Auch wenn du müde bist und null Motivation hast, Kopfschmerzen, schlechten Schlaf oder Konzentrationsstörungen hast, kann dies ein Zeichen dafür sein, dass du zu viel Zucker konsumierst. Zucker fördert Magen-Darm-Erkrankungen, Herzinfarkt, Schlaganfall, Krebs, Alzheimer, Epilepsie und Diabetes. Reduzierst du hingegen den Zucker im Alltag, verspürst du allmählich mehr Tatendrang und willst dich mehr bewegen. Die Dosis macht bekanntlich das Gift, das gilt auch für den Zucker. Und wer glaubt, brauner Zucker sei gesünder, irrt.

Brauner Zucker ist weißer, mit Karamell versetzter Zucker. Roh-Rohrzucker dagegen ist tatsächlich der »bessere« Zucker, da das Zuckerrohr nach der Ernte getrocknet, gemahlen und nicht durch Raffination gereinigt wird. Daher behält er die Mineralstoffe des Zuckerrohrs.

Die beste Süße liefert der Ahornsirup und ist dabei ein natürliches Produkt des Ahorns, von dem er abgezapft und danach eingedickt wird. Kokosblütenzucker wird aus dem Nektar der Kokosblüte gewonnen. Die Blüte wird angeschnitten, der Saft aufgefangen und anschließend gesiebt und zu Sirup eingekocht. Dann wird die Masse eingedickt, bis der Sirup kristallisiert, und anschließend gemahlen. Kokoszucker sorgt für ein langsames Ansteigen des Blutzuckerspiegels.

Reissirup ist ein Zuckerersatz auf Getreidebasis, dabei aber ein sehr künstliches Produkt mit wenigen Nährstoffen.

Stevia als Zuckerersatz hat einen gewöhnungsbedürftigen Eigengeschmack, ist aber so gut wie kalorienfrei. Von der Steviapflanze selbst ist im fertigen Produkt aber nur noch wenig enthalten, sondern zum Großteil besteht es aus chemischem Alkoholzucker namens Erythrit. Allerdings schadet Stevia den Zähnen nicht, beeinflusst nicht den Blutzuckerspiegel, ist somit für Diabetiker geeignet und kann auch beim Abnehmen helfen.

Xylit – Birkenzucker – wird hauptsächlich in Finnland hergestellt, da es dort große Birkenwälder gibt und dieser Zucker aus der Birkenrinde hergestellt wird. Xylit hat 40 Prozent weniger Kalorien als normaler Zucker und ist ein sehr stark verarbeitetes Produkt. Es hat dieselbe Süßkraft wie normaler Zucker. Die Produktion funktioniert wie bei der Papierherstellung: Aus dem, was übrig bleibt, wird Zucker gemacht. Hersteller aus Deutschland verarbeiten keine Bäume, sondern verwenden fertiges Rohstoffpulver aus China, das in den Anlagen durch sehr komplizierte Prozesse chemisch verändert wird. Dazu ist ein sehr hoher Druck von 200 Bar notwendig und Temperaturen von etwa 100 Grad Celsius, damit die Umsetzung zum Xylitol erfolgt. Dem flüssigen Birkenzucker wird mit heißer Luft Wasser entzogen, und so wird er zu Pulver versprüht. Die Körnung ähnelt dem normalen Zucker.

Als Zuckerersatz bevorzuge ich Datteln oder Dattelsirup aus dem Bioladen. Natürlich entsteht auch Sirup nur durch einen Verarbeitungsprozess, ist aber immer noch gesünder als Industriezucker. Die Datteln werden dafür entsteint und mit Wasser eingekocht. Danach gepresst, filtriert und zu Sirup eingedickt, dann noch mal gefiltert, abgekühlt und verpackt. Es gibt auch Dattelsüße, die aus erhitzten Datteln, die zermahlen werden, gewonnen wird. Aprikosensirup schmeckt ähnlich gut, aber die Dattel enthält im Vergleich dazu B-Vitamine und trägt positiv zum Blutzuckerspiegel bei. Es lässt sich auch aus Wasser und Datteln eine Dattelpaste selber machen, die als Zuckerersatz besser geeignet ist als die zu stark verarbeiteten Produkte. Achte auch hier auf Qualität. Normale Datteln ohne Rohkost- und Bioanteil wurden auf über 40 Grad Celsius erhitzt und besitzen dadurch noch weniger an Mineralien.

Trockenfrüchte in Rohkost und Bioqualität sind für mich der beste Zuckerersatz. Getrocknete Aprikosen, Feigen, Physalis, Maulbeeren, Kakis, Datteln, Apfelringe mit Zimt – all das kann man in großen Packungen und guter Rohkost- und Bioqualität kaufen. Mein absoluter Favorit sind Medjoul-Datteln, sie schmecken hervorragend. Für die größeren Mengen und zur Plastikvermeidung eignet sich der Kauf via Internet. Zudem spart man dabei eine Menge Geld. Die Preise für kleinere Abpackungen im Bioladen oder Bio-Supermarkt sind sehr hoch, und die Umstellung deiner Ernährung soll ja nicht an den Kosten scheitern.

Zucker oder Zuckerersatzstoffe sollten nie als Grundnahrungsmittel gelten, sondern wie früher als kleine Zutat zu den Mahlzeiten. Gut dosiert in Verbindung mit tollen Rezeptideen, geben sie unserer Nahrung geschmackliche Vielfalt.

Gluten

Glutenreiches Essen »setzt« sich sofort aufs Gehirn. Aufgrund meiner Allergien hatte ich auf den Rat einer Biomedizinerin auf Gluten verzichtet und spürte schon nach zehn Tagen, dass ich viel schneller, klarer und besser denken konnte. Meine Hautausschläge verschwanden und ebenso die Entzündungen in den Gelenken. Ich hatte kaum noch Kopfschmerzen, schlief besser, und meine Verdauung funktionierte wieder normal. In Asien isst man kaum Gluten, und so ist es kein Wunder, dass Asiaten bekanntlich gesünder sind als Westeuropäer oder US-Amerikaner. Man spricht nach zu viel Glutengenuss auch vom »Hirnnebel«, der Amerikaner sagt »Brain Fog«. Im Nebel geht deine Konzentration dahin, du willst dich nur noch hinlegen und schlafen.

Gluten ist ein Klebereiweiß. Einem Pizzateig wird Gluten hinzugefügt, damit er schön elastisch wird. Gluten ist ein Eiweißbestandteil des Getreides und unter anderem in Weizen, Roggen, Dinkel, Gerste, Hafer und Grünkern enthalten. Auch Einkorn und Emmer, die alten Getreidesorten, enthalten Gluten. Getreide wird in Pizza, Kuchen, Brot, Müsli, Brötchen, Pasta oder anderem Gebäck verarbeitet.

Glutenfreie Lebensmittel sind Kartoffeln, Reis, Mais, Obst, Gemüse, Tofu, Hirse, Amaranth, Quinoa, Buchweizen, Nüsse, Bohnen, Erbsen, Sprossen, glutenfreier Hafer, Kichererbsen sowie alle Hülsenfrüchte.

Beim Hafer kommt es im Anbau oder in der Lieferkette zu Verunreinigungen, weil die anderen, oft beieinander wachsenden und zugleich geernteten Getreidesorten Gluten enthalten. Wird der Hafer sorgfältig ausgewählt und transportiert, zählt er auch zu den glutenfreien Lebensmitteln. Beim Kauf von Haferflocken ist zu beachten, dass »glutenfrei« auf der Verpackung steht. Der Anbau von glutenfreiem Hafer wird übrigens streng kontrolliert.

Viele können es nicht mehr hören, all das Gerede über glutenfrei, bio, vegan, vegetarisch, weil es das vor 100 Jahren doch auch alles nicht gab. In der guten alten Zeit. Vieles wird heute dramatisiert, und es steckt eine ganze Industrie mit ihrer Werbung dahinter, die ein Geschäft machen will. Andererseits leben heute Milliarden mehr Menschen als damals auf der Erde, die sich von der Fläche her nicht vergrößert hat. Heute werden schon Kinder mit Allergien geboren. Unsere Lebensumstände, die technische Entwicklung degeneriert uns so weit, dass wir nicht mehr so belastungsfähig sind wie frühere Generationen.

Eine befreundete Bio-Medizinerin machte mit Patienten Tests auf Glutenallergie (Zölakie) und empfahl den Betroffenen, sich ein Jahr lang glutenfrei zu ernähren. Beim nächsten Test nach einem Jahr war die Allergie schon nicht mehr nachweisbar, der Darm hatte sich regeneriert.

Die Angst vor Gluten wird definitiv dramatisiert. Wird die Angst davor stärker, wird auch die Allergie stärker. Das tägliche Training zur Balance von Körper, Geist und Seele ist notwendig, wenn man auf lange Sicht gesund und glücklich leben möchte. Das Weizen-Gluten kommt in unseren Verdauungssystemen unaufgespalten vor. Anders als bei Lein- oder Chiasamen, die geschrotet und damit aufgespalten sind. Weicht man diese Samen noch 20 Minuten vor dem Verzehr ein, dann ist die Aufnahme der wichtigen Ballaststoffe garantiert und die Verdauung ist optimiert. Aus diesem Grund vertragen viele Menschen beispielsweise Roggen besser als Weizen. Roggen wird oft als Sauerteig verkauft, und in der Herstellung sind bereits verschiedene Hefen und Bakterien am Werk, die ihn später im Verdauungsprozess im Magen zersetzen.

Etwas an Gluten in der Nahrung ist nicht schlimm, doch es gibt ausreichend gekennzeichnete glutenfreie Lebensmittel, um sich dennoch ausgewogen zu ernähren. Ich selbst gehe den Mittelweg. Jede Tagesform ist anders, es gilt, flexibel zu reagieren und zu handeln, gerade, was das Essen angeht. Menschen mit Glutenallergie haben es heute leichter, weil sich der Lebensmittelmarkt in den letzten Jahren den Allergien und Lebensmittelintoleranzen angepasst hat. Es gibt leckere, einfache Rezepte für Speisen, die glutenfrei sind. Das hätte ich mir schon vor Jahren gewünscht; Dinge wie einen Bio-, veganen und glutenfreien, dazu bezahlbaren Pizzaboden oder Gebäck in vielen Variationen, Nudeln usw. Die Entwicklung freut mich, weiß ich doch genau, wie es sich anfühlt, auf alles zu verzichten und keinen wohlschmeckenden Ersatz zu finden. Mit einer Glutenallergie ist nicht zu spaßen, als Betroffener muss man im Leben etwas verändern. Der Darm wird von jeder weiteren glutenhaltigen Einnahme kaputt gemacht und reagiert. Diese Allergie wird oft zu spät erkannt, Betroffene wissen häufig nicht, dass sie allergisch sind. Diese Allergie kann sogar verhindern, dass andere Mineralstoffe und Vitamine vom Körper aufgenommen werden können.

Weizen stammt ursprünglich vom Wildgras ab. Die erste Weizenform war das Urkorn, auch Einkorn genannt. Es war noch wesentlich gesünder als der stark verarbeitete Weizen, der sogenannte moderne Hartweizen von heute, der sogar in Kosmetikartikeln zu finden ist. Aus dem Einkorn wurde Emmer als Weizensorte gezüchtet. Heute hat der Weizen nicht mehr viel mit dem Urweizen gemein. Es gibt etwa 25 000 verschiedene Weizensorten.

In meiner Lehre aß ich täglich mehrere Stullen und nichts anderes. Auf lange Sicht hätte diese Ernährung eine Allergie auslösen können. Eine Allergie entsteht nicht von heute auf morgen. Deshalb lohnt es sich, die eigene Vergangenheit hinsichtlich der Ernährungsweise, Stressmomente und auf emotionaler Ebene zu reflektieren.

Will man erst einmal nur Kleinigkeiten verändern, beginnt man am besten mit Dinkel- oder anderem Vollkorn. Auch in Kuchen und Gebäck ist Dinkel zu empfehlen. Es macht länger satt und enthält mehr Ballaststoffe als das normale Weizenmehl. Weizen ist heutzutage zu stark gentechnisch verändert, worauf die Menschen mit Allergien reagieren.

Bei einer Glutenallergie muss man nicht gleich für ein ganzes Jahr auf Gluten verzichten. Vier Wochen oder drei Monate genügen für den Anfang völlig. Es kommt auf den allgemeinen körperlichen

Zustand an und wie stark die Allergie auftritt. Du lernst, ein Gefühl für deinen Körper zu bekommen. Das kann dir niemand abnehmen. Entwickle ein Gefühl und sei dabei frei von Angst, was deinen Körper betrifft. Auch bei Kindern mit Verdacht auf ADHS lohnt sich ein Test auf Glutenunverträglichkeit.

Meine liebsten Supplements

Nahrungsergänzungen und Supplements werden ständig diskutiert. Ich mache seit meinem 17. Lebensjahr damit Erfahrungen. Vergleiche dich nie mit anderen Menschen, deren Körper, deren Geschichte. Es ist nicht konstruktiv und bringt dich in Sachen Energie und Gesundheit nicht voran. Triff deine eigenen Entscheidungen.

Als ich meine Lehre auf der Baustelle begann, wurde es draußen immer kälter und die Arbeit härter für den Körper. Ich war gefühlt dauerhaft im Grippezustand, litt an Angina, lag krank im Bett. Irgendwann reichte es meinen Eltern. Sie gaben mir ein paar Nahrungsergänzungsmittel, die ich zu jeder Mahlzeit zu mir nahm. Darunter waren B-Vitamine, Vitamin C und ein paar andere kleine Kapseln. Seitdem ich diese Ergänzungen zu mir nehme, habe ich kaum noch mal eine Grippe oder eine Erkältung bekommen. Und wenn doch, dann wurde ich schnell wieder gesund. Bei Krankheiten und Allergien empfehle ich sie auf jeden Fall. Bei mir genügt normale Ernährung nicht, um mein Energielevel zu halten. Das liegt unter anderem daran, dass ausgelaugte Böden nicht mehr den Nährstoff hergeben wie früher, was sich später im Obst und Gemüse zeigt. Natürlich sollte die normale Ernährung alles an Vitaminen abdecken. Aber unser moderner, stressiger Alltag lässt oft nicht zu, sich morgens bis abends optimal mit frischem Obst und Gemüse zu ernähren. Schnell greift man zu Fast Food oder Convenience Food, das nur noch in der Mikrowelle erhitzt werden muss – schon um Zeit zu sparen. Dann doch lieber eine Kapsel als gar keine

Vitamine. Natürlich wird auch in diesem Bereich viel Schindluder getrieben. Achtet beim Kauf auf Qualität, auf starke Bioverfügbarkeit, und dass das Präparat in einem dunklen Glas abgefüllt ist. Man muss nicht hundert verschiedene Ergänzungen im Schrank haben, kann auch die All-in-one-Kapseln nutzen. In Drogeriemärkten ist die Qualität der Mittel allerdings nicht sehr hoch. Alternativ kann man sich eine Vitaminkur spritzen lassen, wodurch die Vitamine direkt über die Vene ins Blut gelangen und einen stärkeren Effekt haben. Diese werden auch von Heilpraktikern verabreicht. Am besten ist es, ihr erkundigt euch auch bei eurem Hausarzt dazu. Wichtig ist, dass ihr euch nicht ausschließlich Vitamin C spritzen lasst, denn nur verschiedene Vitamine zusammen sind für den Körper förderlich.

Vitamin B_{12}

Bei Wiederkäuern bildet sich Vitamin B_{12} von selbst im Verdauungstrakt. Andere Tiere nehmen Vitamin B_{12} über die Nahrung auf. Tiere zu essen, um Vitamin B_{12} zu bekommen, ist schon nicht der nachhaltigste Weg für uns Menschen, für unser Leben, für unsere Erde. Es gibt genügend Pflanzen, die B_{12} enthalten. B_{12} ist eins der wichtigsten Vitamine für jeden Menschen, egal, ob man sich vegetarisch, vegan oder von Fleisch ernährt. Ab dem 50. Lebensjahr sollte man die Dosis erhöhen oder überhaupt damit anfangen. Je älter man wird, umso mehr sinkt die Aufnahmefähigkeit des Vitamins im Körper. B_{12} wird am besten über die Mundschleimhaut aufgenommen. Es gibt das Vitamin auch in Tropfenform oder hoch dosiert als Spritze. Wichtig ist es, das Vitamin regelmäßig zu nehmen. Ein Arzt kann dich auf einen möglichen B_{12}-Mangel hin untersuchen. Folgen eines B_{12}-Mangels sind chronische Erschöpfung und Müdigkeit, Entzündungen, Verdauungsprobleme, Schlafprobleme, Nervenschäden und Blutarmut.

Vitamin B_{12} ist ein Abfallprodukt von Bakterien. Aus allem, was aus dem Boden kommt, wie Wasser, Obst und Gemüse, lässt sich theroretisch B$_{12}$ aufnehmen. Heutzutage ist das nicht mehr der Fall, was wieder an unserer modernen Zeit liegt, in der Wasser beispielsweise mit Chlor versetzt wird. Unsere Lebensmittel werden gewaschen, gereinigt und behandelt, bevor wir sie essen können. Weil Tiere heute für uns Menschen und unseren Fleischverzehr gezüchtet werden, wachsen sie nicht mehr in ihrem natürlichen Umfeld auf. Oft wird ihnen B$_{12}$ zugesetzt. B$_{12}$-Mangel ist also kein Problem, das nur Veganer haben, sondern generell für alle. Für den Kauf empfehle ich das hochwertigste B$_{12}$ namens Methylcobalamin, weil es der Körper am besten aufnehmen kann.

Vitamin D

Wir sollten unseren Körper, so oft es geht, der Sonne aussetzen, um Vitamin D aufnehmen und bilden zu können, am besten von April bis Ende September. In unseren Breitengraden sind sonnenarme Winter normal, weshalb wir zu Erkältungen neigen. Die Halbwertszeit von Vitamin D ist geringer, als wir denken. Haben wir zum letzten Mal Ende September Sonne getankt und glauben, das reiche über den Winter, ist das falsch. Nach etwa sieben Wochen sind die Reserven für Vitamin D im Körper aufgebraucht. Deshalb fühlen wir uns in der Weihnachtszeit häufig schon leer und ausgebrannt und sind auch anfälliger für Erkältungen und Grippe. Im Sommer verwenden viele Menschen oft Cremes mit einem hohen Sonnenschutzfaktor, um beim Sonnenbaden die Haut nicht zu beschädigen. Ab Sonnenschutzfaktor 8 kann der Körper allerdings kein Vitamin D mehr von der Sonne aufnehmen. Vorrang hat aber natürlich, seiner Haut nicht zu schaden.

Vitamin D ist im Grunde genommen ein Hormon. Es ist wichtig für das Immunsystem, für die Zähne, Knochen, Gelenke und die Haut. Viele Krankheiten wie Herz-Kreislauf-Erkrankungen und Krebs treten vor allem bei Vitamin-D-Mangel auf. Es senkt beispielsweise das Risiko, an Prostatakrebs zu erkranken, um 65 Prozent. Zu Zeiten meiner Rheumaerkrankung und der Gelenkprobleme war es meine Rettung. Beim Arzt kannst du deinen Vitamin-D-Spiegel testen lassen. In der Schwangerschaft muss die Vitamin-D-Zufuhr stark erhöht werden. Ein Arzt oder Therapeut können dir auch errechnen, wie viel an Vitamin D du aktuell brauchst.

Sind wir gesund und energievoll, mit Vitaminen wie Vitamin D versorgt und ernähren uns ausgewogen, ist auch die Anfälligkeit für einen Sonnenbrand geringer. Das ist individuell verschieden, und man muss sich vorsichtig herantasten und Erfahrungen sammeln. Du bist, was du isst, und je pflanzlicher deine Ernährung, desto besser kann deine Haut auf Sonne reagieren.

Glucosamin

Glucosamin ist ein natürlicher Stoff, der in unserem Körper vorkommt. Er ist Bestandteil des Bindegewebes, des Gelenkknorpels und der Gelenkflüssigkeit. Glucosamin hat entzündungshemmende Eigenschaften. Laufen die Gelenke nicht mehr geschmeidig, führe ihnen Glucosamin zu. Bei einem Mitbewohner im Seminarzentrum waren dank Glucosamin nach sechs Monaten die Hüftprobleme geheilt. In Verbindung mit organischem Schwefel ist es noch wirksamer.

Supplements dieser Art sind langfristige Investitionen in die Gesundheit. Ich betrachte Glucosamin wie eine Gelenkkosmetik, die jedem Menschen guttut.

Omega-3

Es heißt, man solle viel Fisch essen, weil Fisch viele Omega-3-Fettsäuren[14] enthält, die dem Körper guttun. Die Quelle ist nicht der Fisch, sondern es sind Mikroalgen, die von Fischen gefressen werden. Das Omega-3- zu Omega-6[15]-Verhältnis in der Ernährung zu beachten ist sehr wichtig, denn Omega-3 ist entzündungshemmend, Omega-6 dagegen entzündungsfördernd. Nimmt man zu viel Omega-6 zu sich, ist man anfälliger für Krankheiten. Das Verhältnis zwischen beiden muss ausgewogen sein.

Wo finden wir Omega-3, und was können wir – ohne Fisch zu essen – noch auswählen, um an diese Quellen zu kommen? Hier ein paar Beispiele: Omega-3 steckt in Chiasamen, Leinsamen, Nüssen, Erdnüssen, Cashewkernen, Sesam, geschälten Hanfsamen, Walnüssen, Oliven, Mohn, Mandeln, Sonnenblumenkernen, Sojabohnen. Unser Körper produziert von Natur aus kein Omega-3. Wer sich vollwertig ernährt, hat keinen Mangel an Omega-3, aber niemand schafft es, 24 Stunden lang seinen Haushalt optimal zu versorgen.

Ich nehme Omega-3 in Form von veganen Algenölkapseln zu mir. Auch das Verhältnis von den beiden Omega-3-Fettsäuren DHA[16] und EPA[17] kann man im Blut messen lassen[18]. Sind genügend Omega-3-Fettsäuren im Körper, kann der Körper sie gut in EPA und DHA umwandeln. Um das Testen der Ausgewogenheit von DHA und EPA zu vermeiden, nutzt ihr am besten nur Omega-3-Produkte. Darin ist alles schon so enthalten, was der Körper an Fettsäuren braucht. Statt der Kapseln lässt sich Omega-3 auch in Form von Öl aufnehmen. Omega-3 ist gut für die Augen und fürs Gehirn, ebenso für die Libido. Diese Fette bringen die Hormone wieder in Gang. Auch für Schwangere und die Gehirnentwicklung des Fötus ist es zu empfehlen. Bleibt bei einer Frau die Regel aus, ohne dass eine Schwangerschaft vorliegt, empfiehlt sich Omega-3.

Es gibt auch Leinöl mit DHA aus Algen, man braucht also definitiv keinen Fisch, um sich Omega-3 zuzuführen. Die Weltmeere sind belastet und mittlerweile fast leer gefischt. Sowohl die Qualität des Fisches als auch die Großfischerei müssen ernsthaft hinterfragt werden.

Warum Bio und Vegan gut sind und Gutes bewirken

Uns allen sollte bewusster sein, dass wir mit unserer Ernährung nicht nur den Körper, sondern auch unsere Erde beeinflussen. Wir sollten uns der Tiere und der Meere gewahr werden und dessen, wie wir in den letzten 100 Jahren mit allem umgegangen sind. Eines steht fest: Das meiste, was wir konsumieren, beruht auf Raubbau an den Ressourcen der Erde. Die Erde kann nicht im gleichen Tempo reproduzieren, was wir ihr rauben, vieles ist schon lange aus dem Gleichgewicht. Indem sich mehr und mehr Menschen vegan und biologisch ernähren, kann sich jedoch einiges zum Guten wenden, damit schaffen wir eine ganze Menge neuen Bewusstseins.

Veganes Leben und sportliche Leistungen scheinen nicht kompatibel. Ich selbst hätte mir früher nie vorstellen können, dass ich mich mal vegan ernähre. Heute bin ich dankbar, mich für diesen Schritt entschieden zu haben. Auch wenn es in meinem Fall gesundheitliche Gründe waren, aus denen heraus ich mich dafür entschieden habe, und ich erst später das Mitgefühl für die Tiere und unsere Erde und nachhaltiges Denken entwickelte. Es geht immer ums Bewusstsein. Wären wir ohne tierische Produkte aufgewachsen, würden wir sie gar nicht vermissen. Im Seminarzentrum fragten uns Seminarteilnehmer häufig nach Kochtipps, zum Beispiel für das Fleisch im veganen Gulasch, wie wir es beim Kochen so zart hinbekommen. Brachte ich zu einer Einladung mein eigenes Essen mit, wurde ich immer nach dem Rezept gefragt. Veganes Essen galt in den Anfangszeiten nicht als etwas Schmackhaftes.

Wer seine Ernährung komplett von Fleisch auf vegan umstellen will, muss sich damit Zeit lassen. In Deutschland werden pro Person und Jahr im Durchschnitt 60 kg Fleisch verzehrt. Die meisten Menschen essen Fleisch nur aus Gewohnheit und sagen das auch, wenn man sie danach fragt. Dabei ist es wichtig, für Alternativen offen zu bleiben. Vegetarier und Veganer werden jedes Jahr mehr, ein Umdenken findet bereits statt. Ich selbst habe als veganer Koch die Erfahrung gemacht, dass die gewohnte Konsistenz der Speisen und die passenden Gewürze bei der Umstellung entscheidend sind. So hat man auch als ehemaliger Fleischesser bei veganen Speisen nicht das Gefühl, auf etwas zu verzichten.

Nun wird man nicht gleich zum besseren Menschen, weil man sich nachhaltig ernährt. Aber jeder von uns kann diesbezüglich Vorbild und Inspirationsquelle sein. Bleib offen für Veränderung!

In dieser Welt kann man niemals alles richtig machen, und niemand sollte sich besser, schlechter oder schuldig fühlen. Nicht nur die Betreiber von Massentierhaltung stehen in der Diskussion, sondern jeder Einzelne von uns mit jedem Kauf in der Kleidungs-, Spielzeug-, Pharma- und Autoindustrie. Was wir kaufen und verbrauchen, schlägt sich im Klimawandel und CO_2-Ausstoß nieder. Die Produktion tierischer Lebensmittel verursacht einen deutlich höheren Ausstoß als die pflanzlicher Lebensmittel. Die Produktion von einem Kilogramm Gemüse oder Kartoffeln setzt etwa 200 Gramm CO_2 frei. Bei einem Kilogramm Sojaburger sind es etwa 800 Gramm CO_2 – bei einem Kilogramm Hamburger sind es acht Kilogramm CO_2, bei einem Kilogramm Schweinefleisch sind es vier Kilogramm CO_2. Die Produktion von einem Kilogramm Rindfleisch setzt 15 Kilogramm CO_2 frei. Der Spitzenwert wird allerdings bei Butter erzielt, bei der ein Kilogramm in der Produktion 23 Kilogramm CO_2 freisetzt.

Mit dem wertvollen Gut Wasser wird ebenso gedankenlos umgegangen. Täglich verhungern oder verdursten Menschen auf unserem Planeten. Gleichzeitig wird unglaublich viel an Wasser aufgewendet, um tierische Nahrung aus tierischen Produkten zu produzieren. Hier die pflanzlichen und tierischen Lebensmittel in ihrem Wasserverbrauch bei der Produktion im Vergleich[19]:

- 1 kg Sojaburger: ca. 150 l Wasser
- 1 kg Kartoffeln/Gemüse: ca. 300 l Wasser
- 1 kg Hamburgerfleisch: 2400 l Wasser
- 1 kg Butter: 5500 l Wasser
- 1 kg Käse: 7000 l Wasser
- 1 kg Schweinefleisch: 6000 l Wasser
- 1 kg Rindfleisch: unglaubliche 15 000 l Wasser!

Diese Zahlen zeigen deutlich, welche Entwicklung man unterstützen kann, wenn man sich vegan ernährt. Etwa die Hälfte aller in Deutschland genutzten landwirtschaftlichen Flächen dienen der Erzeugung von Tierfutter. Weltweit gesehen sind es zwei Drittel. Deutschland gehört zu den größten Fleischexporteuren der Welt. Würden alle Menschen so leben, bräuchten wir unsere Erde gleich zwei Mal.

Wer beim Fleischkonsum bleibt, dem wird empfohlen, weniger rotes Fleisch vom Rind, Schwein oder Lamm zu essen, da es das Risiko für Herz-Kreislauf-Erkrankungen, Altersdiabetes und Krebs steigert. Als ich damals die Diagnose Adulter Morbus Still bekam, legten mir die Ärzte sofort nahe, kein Schweinefleisch mehr zu essen. Fleisch ist ein »armes« Nahrungsmittel und verdient kaum den Namen Lebensmittel, das Mittel zum Leben. Die wichtigen Vitamine und das, was der Körper wirklich braucht, befinden sich in Obst und Gemüse. Günstige Fleischangebote beim Discounter können keine gute Qualität oder Herkunft haben. Jeder muss selbst wissen, was er täglich tut. Jeder hat den freien Willen, um zu entscheiden und seine eigenen Erfahrungen zu sammeln. Isst man genug Obst und Gemüse und ab und zu ein Stück Fleisch, schadet man niemandem. Wichtig ist das eigene Bewusstsein, mit dem man es tut, und dass man jedes Lebewesen, sei es Tier oder Pflanze, ehrt und achtet.

Ich treffe nur auf Menschen, deren vegane Ernährung sich positiv auf sie ausgewirkt hat. Denken wir über eine Umstellung unserer Ernährung nach, so dominieren häufig Ängste. Ich fragte mich beispielsweise, wie ich als Veganer an die notwendigen Proteine komme und ob ich jemals wieder richtig satt werde.

Anhand der nachfolgenden Aufstellungen sieht man, dass es kein Problem ist, sich von tierischen auf pflanzliche Lebensmittel einzustellen. Vegane Produkte enthalten zudem viele Ballaststoffe, die gut für unseren Darm sind. (Fleisch hat übrigens keine Ballaststoffe, siehe auch Kapitel »Ballaststoffe«.)

Proteinanteil tierischer Produkte auf 100 g:

- Putenbrust 24 g
- Roastbeef 22 g
- Hühnerei 16 g
- Thunfisch 25 g
- Milch 3 g
- Magerquark 13 g

Proteinanteil pflanzlicher Produkte auf 100 g:

- Erbsen 23 g
- Haferflocken 15 g
- Quinoa 15 g
- Kichererbsen 20 g
- Erdnüsse 25 g
- Bohnen 22 g
- Mandeln 21 g
- Sojabohnen 12 g

So gut wie alle Tiere aus Massentierhaltung werden mit Antibiotika »behandelt«, und das 40-mal mehr als Patienten in deutschen Krankenhäusern. Allein von jeder Sojaernte werden 98 Prozent an Tiere verfüttert. Jede Sekunde wird die Fläche eines Fußballfeldes abgerodet, denn 50 Prozent des weltweit geernteten Getreides wird als Tierfutter verwendet, während etwa 800 Millionen Menschen täglich hungern und alle drei Sekunden ein Mensch an Unterernährung stirbt. Jedes Jahr werden weltweit etwa 70 Milliarden Landtiere geschlachtet, das sind zehn Mal mehr, als es Menschen auf unserem Planeten gibt. Man fragt sich, wo alle diese Tiere leben, wie sie leben und wie wenig wir davon wirklich mitbekommen. Sie leben meist unter unhygienischen Bedingungen und auf engstem Raum. Deshalb wird auch entsprechend viel an Antibiotika verabreicht. 98 Prozent des Fleisches, das täglich konsumiert wird, kommt aus Massentierhaltung. Egal, ob Biofleisch oder nicht, diese Tiere stehen alle die gleichen Ängste aus und sterben viel zu früh den gleichen Tod. Ihre Ängste sind übrigens als Energie im Fleisch gespeichert. Da frage ich mich, wie kann dieses Produkt unserem Körper noch gute Gesundheit und Energie geben? Ich empfehle – neben vielen Büchern, die es mittlerweile zum Thema gibt – vor allem Filme, die mir die Augen geöffnet haben: *What the Health*[20], *Earthlings*[21] und *Cowspiracy*[22].

In manchen Ländern werden auch Hunde und Katzen verzehrt. Wir lieben unsere Haustiere zu sehr und kämen nie auf die Idee, sie zu essen, nachdem sie ein kurzes und schönes Leben hatten, und dazu noch eine Menge Geld mit ihnen zu verdienen ist. Ist eine Kuh aber weniger wert als ein Hund? Diese Frage darf sich jeder selbst beantworten. Auch Schweine und Kühe haben Gefühle, so wie ein Hund, der sich freut. Und auch Biotiere bekommen zum Schluss das Bolzenschussgerät an den Kopf und werden dann zum Ausbluten aufgeschnitten.

Es muss dringend ein neues Bewusstsein her. Wir alle können von jetzt auf gleich zunächst gedanklich an unseren Stellschrauben drehen und danach erst handeln. Schon durch unser Mitgefühl mit den Tieren und der Erde erreichen wir viel.

Noch ein Beispiel für Verschwendung von Ressourcen: Aus einem Kilogramm Sojabohnen werden 1,5 Kilogramm Tofu produziert, aus einem Kilogramm Schweinefleisch gerade einmal 20 bis 40 Gramm für den Konsum.

Pflanzenfresser beziehen ihre ganze Energie, alle Proteine und was sie sonst noch zum Leben brauchen, auch nur aus pflanzlichen Produkten. Wir könnten zehn Milliarden Menschen allein auf pflanzlicher Basis ernähren, und niemand müsste mehr hungern. Stattdessen verfüttern wir den Großteil an jene Tiere, deren Fleisch wir später für wenig Geld kaufen und dann selber essen. 12 Prozent der Wälder werden für die Tierhaltung gerodet. Eine Kuh zum Beispiel braucht bis zu 16 Kilogramm Getreide, damit sie später ein Kilogramm Rindfleisch liefert. Von all den uns zur Verfügung stehenden Tieren sterben jede Minute etwa 124 000 Tiere. 83 Prozent der eingesetzten Nahrungskalorien gehen in der Fleischproduktion verloren.

Viele Menschen sind hinsichtlich der Sojaprodukte verunsichert. Ich rate, Soja nur im Bioladen zu kaufen und sich vorher im Internet zu informieren, welche Hersteller unbedenklich sind. Unbedenklich bedeutet im Zusammenhang mit Soja, dass es Firmen gibt, die im Jahr mehrere Hunderttausend Euro ausgeben, um zu verhindern, dass genmanipuliertes Soja in ihre Produkte gelangt. Im Übrigen finden auch hier etwa 90 Prozent des genmanipulierten Sojas in der Massentierhaltung als Viehfutter Verwendung. Dieses Soja kommt aus dem Regenwald[23], was bedeutet, dass Fleischverzehr und Regenwaldabholzung zusammenhängen.

Soja, das in Deutschland, Österreich und der Schweiz verwendet wird, stammt nicht aus dem Regenwald, sondern wird über die EU geprüft und gehandelt. Es darf nicht genmanipuliert sein, denn genmanipulierte Sojaprodukte müssen in der EU gekennzeichnet werden. Für Bioprodukte ist genmanipuliertes Material grundsätzlich verboten.

Stimmt die Qualität, ist Soja beispielsweise als Fleischersatz eine gute Proteinquelle. Es beinhaltet alle essenziellen Aminosäuren. Wie also könnte eine Welt aussehen, in der sich alle Menschen vegan ernähren? Das ist Zukunftsmusik, aber einige Fakten dazu gibt es bereits.

Würden sich alle Menschen auf der Welt vegan ernähren, entstünden 60 Prozent weniger Treibhausgase. Ohne Nutztierhaltung würde eine Fläche der Größe von den USA, China, Europa und Australien zusammen frei, und zahllose Wildtierarten bekämen ihren Lebensraum zurück. Es gibt kaum einen effektiveren Weg als vegane Ernährung oder ganz einfach keine tierischen Produkte mehr zu essen, um unserer Erde wieder die Unterstützung zu geben, die sie braucht. Wobei tierische Produkte eigentlich keine Produkte sind, sondern schlicht Leichenteile von Lebewesen. Wer die Gelegenheit hatte, sich mal einen Schlachthof von innen anzuschauen, weiß, was dort für eine Energie herrscht. Dieser Anblick oder Dokumentationen darüber hat schon manchen bewegt, sich deutlich bewusster zu ernähren. Die Fakten relativieren die Frage, ob veganes Leben nur ein Trend ist oder gar eine extreme Lebensform. Was hier extrem ist, das zeigen die Fakten. Man kann nicht von heute auf morgen alles verändern, deshalb lasst euch Zeit dabei. Schritt für Schritt, Tag für Tag, Woche für Woche, Jahr für Jahr usw.

Ähnlich brutale Fakten begegnen uns beim Thema Fisch. Menschen, die auf Fleisch verzichten wollen, essen trotzdem Fisch, als wären Fische weniger relevante Tiere. Fische haben ebenso wie andere Lebewesen und wir selbst ein Nervensystem, durch das sie Schmerzen empfinden. Uns Menschen fehlt wohl einfach der Zugang zu dieser Spezies, weil sie im Meer leben, keinen Ton von sich geben, beim Schlachten nicht schreien wie Kühe, Kälber und Schweine. Hinzu kommt das Wissen um Omega-3, das für uns lebensnotwendig ist und das aus Fisch gewonnen wird. Aber wie im Kapitel zu Omega-3 erwähnt, findet sich dieses Produkt im Fisch, weil Fische zuvor Algen gefressen haben, die Omega-3 enthalten. Man kann also den Fisch umgehen und Omega-3 direkt aus Algen gewinnen. Auch zur Fischproduktion gibt es ernüchternde Zahlen: Jährlich werden Fische der Menge von etwa 170 Millionen Tonnen umgebracht. Es ist so, dass jetzt schon ca. 85. Prozent unserer Weltmeere leer gefischt sind. Diese Lebewesen haben, wie es der Name schon sagt, ein Leben wie du und ich. Sie empfinden Schmerzen wie du und ich. Trotzdem werden sie in riesigen Netzen gefangen, weil wir sie essen wollen und überzeugt sind, sie zur gesunden Ernährung zu brauchen. Jeder Fang hat Beifang, bei jedem Kilo Fisch ist fünf Kilo Beifang dabei, das heißt, es sterben jährlich etwa 300 000 Delfine, Wale und andere größere Meerestiere. Und das ist nur die Dunkelziffer. Die Hochseefischerei zerstört den Lebensraum der Fische. Mehr als 80 Prozent unseres Fischkonsums werden in den kommenden Jahren über Fischfarmen abgedeckt werden. Dort leben die Tiere unter genauso qualvollen Bedingungen wie Hühner, Schweine oder Rinder in ihren Mastanlagen. Eng aneinander werden die Fische in Becken gezüchtet und bekommen Zusatzstoffe verabreicht, damit sie schneller wachsen. Das führt zu großem Stress für die Tiere, sie werden nachweislich taub. Hinzu kommt, dass Fisch beispielsweise schon wegen der Verschmutzung der Meere zu einem der verseuchtesten Nahrungsmittel geworden ist, voll von Schwermetallen wie Quecksilber, das wiederum schädliche Auswirkungen auf unser Gehirn hat. 50 Prozent des produzierten Sauerstoffs kommt aus den Meeren. Die Luft, die wir zum Atmen brauchen, wird zur Hälfte vom Meer produziert. Für jede Tonne Fisch benötigt man in der Produktion 8 Tonnen Wasser. Behalten wir Menschen unser Essverhalten bei, sind bis 2048 alle Ozeane leer gefischt. Die Zeit vergeht schnell, das merkst du schon, wenn du einfach mal zehn Jahre zurückdenkst.

Indem wir bewusst über unsere Ernährungsweise nachdenken, haben wir sehr viel mehr Einfluss auf die Zukunft der Erde mit ihrer Flora und Fauna, die Zukunft der Menschheit und unsere Gesundheit. Es geht mir nicht darum, meine Leserinnen und Leser von jetzt auf gleich zum veganen Leben zu bewegen. Aber ich möchte zum Umdenken anregen.

Vom Thema Fisch kommen wir geradezu zwangsläufig zum Thema Verseuchung der Weltmeere durch Plastik. Interessant ist, was vor dieser unsäglichen Verklappung im Meer geschieht: Für die Herstellung einer 1-Liter-Plastikflasche werden 250 ml Öl verwendet. Ich weiß, dass man Plastik im Alltag nicht immer vermeiden kann. Aber man kann bewusster damit umgehen und beginnen, kleine Lösungen zu finden, um weniger Plastik zu verbrauchen. Jeder sollte anfangen, mehr darüber nachzudenken – und das ohne zu missionieren! Auch dazu einige Zahlen:

- Allein in den letzten zehn Jahren wurde mehr Plastik produziert als im gesamten 20. Jahrhundert.
- 1950 wurden weltweit etwa 1,7 Millionen Tonnen Plastik produziert.

- 2008 wurden weltweit bereits 245 Millionen Tonnen Plastik produziert.
- Rund die Hälfte des produzierten Plastiks wird genau ein Mal benutzt und landet dann im Müll.
- Jährlich gehen weltweit etwa 500 Milliarden Plastiktüten über den Kassentisch im Supermarkt.
- Jährlich landen etwa sieben Milliarden Tonnen Plastik in den Weltmeeren.

Auch vor diesem Hintergrund ist Fischkonsum bedenklich. In den Ozeanen schwimmen etwa 5,2 Milliarden Plastikteile herum. Viele Meerestiere verheddern sich darin und verenden qualvoll. Zwei Drittel des weltweiten Fischbestandes leidet unter der Aufnahme von Plastik durch die Nahrung. Wie kann da ein Fisch für uns noch Lebensmittel sein?

Was wir Menschen weniger kaufen, davon wird auch weniger produziert. Das ist eine einfache Regel, an der jeder mitwirken kann.

Ernährung bei Kindern ist ein eigenes Thema, denn als Elternteil fragt man sich schon, ob vegane Ernährung bei einem Kind nicht zu Mangelerscheinungen im Wachstum führt. Ich werde oft darauf angesprochen, das sei doch nicht gesund, es ergebe nur Sinn bei einer Krankengeschichte wie meiner, bei Kindern sei das Quälerei und sollte verboten werden. All das sind Reaktionen aufgrund von fehlendem Wissen und falschen Informationen. Dabei ist alles ganz einfach. Ernährt man sich als Erwachsener vollwertig vegan und geht es einem wesentlich besser damit, gilt dasselbe auch für ein Kind. Selbst die großen Gesundheitsorganisationen sagen, dass vegane Ernährung für groß und klein geeignet ist und kein Problem darstellt[24].

Die Themen veganes Leben und Umweltschutz beziehen sich nicht nur auf ein Umdenken in unserer Ernährung. Voraussetzung ist Achtsamkeit. Achtsamkeit beinhaltet Mitgefühl für Tier, Pflanze und Natur. Den meisten Menschen wird die Liebe zu den Tieren bereits im Kindesalter beigebracht. Als Erwachsene verlieren wir dieses

Mitgefühl. Würden wir es beibehalten, würden wir anders handeln. Hast du schon mal beobachtet oder davon gehört, dass Kinder den Braten nicht anrühren und weinend wegrennen, wenn sie erfahren, dass es sich um ein gebratenes Kaninchen handelt, vielleicht sogar aus dem eigenen Stall? Kein Kind isst freiwillig ein totes Tier. Nur wenn das Bewusstsein dafür nicht geschärft ist und weil Fleisch heute in so vielen verschiedenen Erscheinungsformen auf den Teller kommt, ist der Verzehr für Kinder kein Problem. Wir alle wurden in dieses System hineingeboren und geben es weiter an unsere Kinder. Dabei genügt sowohl beim Erwachsenen als auch beim Kind vegane Ernährung, um alle notwendigen Nährstoffe aufzunehmen. Wichtig ist nur, viel Obst und Gemüse zu essen, vernünftige Kohlenhydrate, Chlorophyll, Ballaststoffe und vieles mehr, das in veganen Produkten enthalten ist, zu sich zu nehmen. Essen ist immer als Ganzes zu betrachten. Tierische Produkte enthalten keine Ballaststoffe, sondern jede Menge Cholesterin, Transfette, gesättigte Fettsäuren, Hormone, Antibiotika und vieles mehr. All das konsumieren auch unsere Kinder. Aber über diese Dinge wird so gut wie nie geredet. Also komme ich noch einmal auf den Kaninchenbraten zurück: Was geschieht wohl, wenn man Kindern von Anfang an erklärt, was wirklich auf dem Teller liegt, woher es stammt, was es mit unserem Körper und der Erde macht? Was wäre, wenn man Kindern Aufklärungsvideos zeigen würde, die nachweisen, woher ihr Essen kommt? Vieles lassen wir unsere Kinder selbst entscheiden, aber etwas so Grundlegendes wie die eigene Ernährung und Haltung zu Tieren und Pflanzen nicht? Geben wir ihnen nicht diffuses Wissen mit, indem wir ihnen beibringen, das eigene Haustier zu lieben, andere Tiere hingegen nicht?

Ich habe Kinder von Bekannten und Freunden gesehen, die sich vegan ernähren, und selten sind mir so gesunde und fröhliche Kinder begegnet.

Oft wird uns gesagt, dass Milch und deren Calcium gut für unsere Knochen ist. Wie aber kommt das Calcium eigentlich in die Kuh? Sie besitzt es nicht von Natur aus. Denn Calcium ist ein Mineral, das aus dem Boden kommt. Die Pflanzen ziehen es sich aus der Erde, die Kuh frisst die Pflanzen, somit kommt das Calcium in die Milch. Milch enthält Calcium, nimmt unserem Körper aber mehr Calcium, als sie uns gibt. Weil Milch auch tierisches Eiweiß enthält, entsteht im Körper Säure, und der Körper muss die Säure neutralisieren. Dafür baut er sein eigenes Calcium ab. In Ländern mit hoher Rate an Osteoporose lässt sich ein hoher Milchkonsum beobachten. Jeder Mensch konsumiert etwa 120 Kilogramm Milchprodukte pro Jahr. Kühe werden heutzutage darauf getrimmt, permanent schwanger zu sein, also: Milch zu produzieren. Welche Frau würde sich dauerhaft durch Medikation darauf trimmen lassen, Muttermilch zu produzieren? Gesundheitliche Schäden wären die Folge, und sie bestehen bereits bei einer Kuh, die permanent gemolken wird. Es entstehen Entzündungen am Euter, durch das die Milch fließt. Den betroffenen Kühen wird Antibiotika verabreicht, das ebenfalls in die Milch gelangt.

Brauchen wir Kuhmilch zur gesunden Ernährung? Das Angebot an veganer Milch ist groß, und es ist überhaupt kein Problem, Kuhmilch dadurch zu ersetzen. Ist Kuhmilch nicht von Natur aus für uns Menschen gedacht? Nein. Die Milch ist für das Kalb. Es soll nach der Geburt so schnell und gesund wie möglich aufwachsen. Wir Menschen sind organisch nicht dafür gemacht, diese Milch zu verdauen. Werbung – für die jährlich Millionen Euro ausgegeben wird – will uns Milch aber nach wie vor schmackhaft machen.

In all diesen Produkten ist Calcium enthalten:

Feigen, Mandeln, Haselnüsse, Spinat, Grünkohl, Rucola, Sesammus, Sesamsamen, Tofu, Sojamilch, Reismilch, Mandelmilch, Hafermilch (bei den Milchsorten bitte darauf achten, dass sie mit Calcium angereichert sind, siehe Etikett), grünes Blattgemüse

Kühe können bis zu 25 Jahre alt werden, dank Lebensmittelindustrie werden sie mit fünf Jahren getötet und bis dahin nur als Maschinen für Kälber und Milch benutzt.

Warum leiden etwa 75 Prozent der Menschen weltweit unter Laktoseintoleranz? Betroffenen fällt auf, in wie vielen Produkten Milch enthalten ist. Die Bindung von Mutter und Kind ist nicht nur bei Menschen sehr eng, liebevoll und wichtig. Genauso ist es auch bei dem Kalb und der Kuh. Doch das Kalb wird der Kuh kurz nach der Geburt entrissen und zu Kalbfleisch verarbeitet. Was würde so etwas mit menschlichen Müttern machen? Es gibt Dokumentationen, in denen zu sehen ist, wie die Mutterkuh ihrem Kalb wochenlang hinterherweint, wie sie ihr Kind sucht, dass sie Mutterinstinkt besitzt. Ist das Kalb weiblich, wartet nicht der sofortige Tod, sondern vorher noch eine Zukunft wie die seiner Mutter als Milchproduzentin.

Zudem können bei Kühen starke Entzündungen im Euter entstehen, dessen Eiter in die Milch gelangt. Die betroffenen Kühe bekommen daraufhin Antibiotika verabreicht, was ebenfalls in die Milch gelangt. Auch wenn es Regelungen in der Lebensmittelhygiene gibt, wie viele Eiterzellen Milch enthalten darf, ist der Gedanke daran aber doch eher unappetitlich. Es stellt sich die Frage, ob wir Kuhmilch wirklich noch brauchen oder auf vegane Milch umsteigen.

Am schwersten fiel es mir, auf Käse zu verzichten. Mit meinem Verzicht entschloss ich mich dazu, den grausamen Schicksalsweg der Milchkuh und ihres Kalbes nicht weiter zu unterstützen. Um Käse zu produzieren, braucht es nämlich Unmengen Milch. Und Milch ist erst der Anfang des ganzen Prozesses. Käse ist diesbezüglich ein wesentlich problematischeres Produkt als Milch, denn Käse macht süchtig. Dafür sind Casomorphine in der Milch verantwortlich, Morphine, die bei der Verdauung von Casein – dem häufigsten Protein in der Kuhmilch – entstehen. Diese Proteine beruhigen das neugeborene Kalb beim Stillen. Sie haben einen morphiumähnlichen Effekt. Käse macht deshalb süchtiger als Milch, weil es sich im Käse um hochkonzentriertes Milchprotein handelt. Dies nur zur Erklärung, warum vielen (auch mir) der Verzicht auf Käse so schwerfällt. Wird man sich der Zusammenhänge bewusst, fällt der Verzicht schon leichter. So wie bei allen genannten Beispielen wie Fleisch und Fisch.

Jeder Deutsche verzehrt pro Jahr etwa 25 Kilogramm Käse. Käse besteht zu 60 Prozent aus Fett und enthält große Mengen an Salz. Käse, Milch und Eier hinterlassen Schlacken und Schleim im Körper. Diabetes, Akne, Krebs und viele Kankheiten wie Rheuma sind die Folge von zu hohem Konsum an tierischen Produkten, vor allem aber von Käse und anderen Milchprodukten. Diese enthalten viel Cholesterin.

Eine ganze Industrie lebt von der Produktion tierischer Produkte, so auch von Eiern. Männliche und weibliche Küken unterscheidet nicht nur das Geschlecht, sondern auch das unmittelbare Schicksal. Das Weibchen nützt später zum Eierlegen, wobei ich nicht das idyllische Eierlegen in der Scheune auf dem Bauernhof meine. 98 Prozent der Hühnereier weltweit stammen aus Massentierhaltung. Sogenannte Biohaltung bedeutet nur, dass auf einem Quadratmeter »nur« sechs Hennen leben. In den Anlagen der Massentierhaltung sind es pro Quadratmeter 20 Hühner. Männliche Küken sind dafür »nicht zu gebrauchen«, also wertlos, nutzlos, und so werden sie sofort nach dem Schlüpfen aussortiert und bei lebendigem Leib geschreddert, vergast oder einfach weggeworfen. Das betrifft etwa 50 Millionen männliche Küken jedes Jahr in Deutschland, und das nur, weil wir Menschen unser Frühstücksei lieben. Weltweit trifft dieses Schicksal etwa sechs Milliarden männliche Küken.

Wie werden diese Tiere nach der Geburt behandelt, die doch genau wie du als Mensch ein fühlendes Wesen sind? Weil sie sich nicht mitteilen können, werden sie so behandelt? Gehe in dich, versctze dich in ihre Lage und überlege, ob du dieses Handeln weiter unterstützen möchtest. Schon in der Schule sollten Kinder an diese Maßstäbe des eigenen Denkens und Handelns herangeführt werden. Dann lernen sie, selbst und bewusst Entscheidungen zu treffen.

Hühner beispielsweise sind intelligente Tiere, werden aber auf engstem Raum gehalten, wo sie starke Psychosen entwickeln, in denen sie sich normalerweise mit ihren Schnäbeln gegenseitig verletzen und töten würden. Also werden ihnen direkt nach der Geburt und ohne Narkose mit heißen Klingen die Schnäbel abgeschnitten. Dies ist ein sehr schmerzhafter Prozess, denn im Schnabel liegen Nervenstränge. Schon da sterben viele Hühner im Schock an den Schmerzen. Legehennen haben eine Lebenserwartung von etwa 15 Monaten, danach sterben sie oft an Erschöpfung und werden geschlachtet. Dabei kann eine Henne fast neun Jahre alt werden. Warum legen Hühner Eier? Eier entsprechen ihrer Menstruation. Vergleichbar ist das wie bei einer Frau, die befruchtet und schwanger wird. Wird sie nicht befruchtet, kommt es zur Menstruation. Das ist ein Mal im Monat der Fall. Auch bei einer Henne kommt es ein Mal im Monat zur Menstruation, in der Natur legt sie ein Mal im Monat ein Ei. Eine Henne in einer Legebatterie legt bis zu 300 Eier im Jahr, also fast jeden Tag eines. Damit das funktioniert, wird das Tier mit Hormonen vollgepumpt. Legehennen werden nur zu einem Zweck gezüchtet: konstant Eier zu legen.

Wie wirkt sich der Verzehr von Hühnereiern auf unsere Gesundheit aus? Im Ei enthaltenes Cholesterin ist einer der Hauptrisikofaktoren für koronare Herzkrankheiten. Ein Ei enthält 280 mg davon, was die empfohlene tägliche Dosis bereits überschreitet. Cholesterin verstopft die Arterien. Eierkonsum steht in direkter Verbindung zu Prostatakrebs und Diabetes.

Lebensmittel müssen immer als Gesamtpaket gesehen werden, was nirgends gelehrt wird. Isst man Lebensmittel mit tierischen Anteilen wie zum Beispiel Eiweiß, dann glaubt man oft, man täte sich etwas Gutes. Stattdessen sollte man sich bei allem, was man zu sich nimmt, überlegen, wie und wo es entstanden ist und was im konkreten Fall des Hühnereis außer dem tierischen Eiweiß sonst noch enthalten ist. Aufgrund der Lebensbedingungen der Hühner und deren Art der Züchtung enthalten Eier beispielsweise oft Salmonellen. Eine Salmonellenvergiftung geht einher mit Fieber, Erbrechen und Durchfall. Um zu verhindern, dass sich die Hühner gegenseitig mit Krankheiten anstecken, wird ihnen Antibiotika verabreicht. Stell dir gern erneut die Frage, ob es sich bei einem Hühnerei tatsächlich um ein gesundes Lebensmittel handelt, das deinem Körper guttut. Zudem fördern Eier viele Entzündungen im Körper.

Ich möchte diese gewalttätige Industrie nicht mehr unterstützen und gebe euch ein paar Beispiele dafür, womit man Eier in Speisen ersetzen kann:

Haferflocken, Leinsamen, Chiasamen, Johannisbrotkernmehl, Tomatenmark, Kartoffelstärke, Maisstärke, Tapiokastärke, Seidentofu, Kala-Namak- oder Kala Namak-Salz für den Eigeschmack, das sich auch gut auf Avocados macht

Natürlich ist es jedem selbst überlassen, und es sagt sich manchmal leichter, als es ist, dass sich Ernährung umstellen lässt, wenn man nur will. Dabei kann man auch in vielen anderen Bereichen Akzente setzen, denn Gewalt gegen Tiere findet sich nicht nur in der Lebensmittelindustrie. Genauso findet sie in der Pelzindustrie statt und – etwas weiter gefasst – auch an Zoo- und Zirkustieren. Denkt an die Pharma- und Kosmetikindustrie mit ihren qualvollen Tierversuchen. Findet in allen Entscheidungen bezüglich eures Konsums die Mitte, dann ist schon viel erreicht. Konsumiert bewusst. Wenn wir alle Jahr für Jahr bewusster handeln und konsumieren, tun wir auf lange Sicht bereits sehr viel für unseren Planeten. Um auf der Welt alles richtig zu machen, müssten wir nackt im Wald leben, und ich hätte auch dieses Buch nicht veröffentlichen können.

Aber es ist bereichernd und für jeden Einzelnen auch hochinteressant, sich einmal näher und bewusster mit Themen auseinanderzusetzen, die einen täglich umgeben.

Daher nun auch noch ein Wort zur Gelatine, die wir aus den Gummibärchen kennen. Gelatine sind gezuckerte, collagenhaltige Schlachtabfälle. Sie sind das Restprodukt, das entsteht, wenn Haut, Knochen, Bänder, Knorpel und Sehnen ausgekocht werden. Etwa 80 Prozent der Speisegelatine wird aus der Haut von Schweinen hergestellt, etwa 15 Prozent aus der Haut von Kühen. Wollt ihr Gelatine vermeiden, schaut bei Frischkäse, Lightprodukten, Schokoküssen und anderen Süßigkeiten auf deren Zutatenliste. Bei Wein, Softdrinks, Säften usw. ist sie oft gar nicht ausgewiesen. Weine oder Säfte werden häufig durch Netze aus tierischen Schlachtabfällen gefiltert. Nicht ohne Grund gibt es mittlerweile veganen Wein und ist das Vegan-Logo auf Weinen und Säften im Supermarkt zu sehen. Oft werden diese Flüssigkeiten durch eine Fischblase gefiltert. Tiere werden bis zum Schluss benutzt und ausgebeutet. Nur wenn der Wein oder Saft als vegan gekennzeichnet ist, könnt ihr sichergehen, dass tierische Produkte hier weder als Zutaten noch in der Herstellung verwendet werden. Auch in sehr vielen Kosmetikprodukten ist Gelatine enthalten. Zu Beginn ist es mühsam, sich permanent zu informieren, doch schon nach kurzer Zeit gewöhnt man sich daran und weiß, welche Produkte von welchen Herstellern frei von Gelatine und anderen tierischen Produkten sind.

Dies sind Beispiele, wie man tierische durch vegane Gelatine ersetzen kann:

Agar-Agar, Pektin, Alginat, Carrageen, Guarkernmehl, Johannisbrotkernmehl, Kartoffelstärke, Maisstärke

Ist Honig vegan? Bienen sind dafür zuständig, dass Pflanzen sich vermehren können, und müssen schon deshalb geschützt werden. Ohne Bienen gäbe es kein pflanzliches Leben. Sie halten unser Ökosystem in der Balance. Es braucht die Arbeit eines Bienenlebens von etwa 350 Bienen, damit ein Kilo Honig entsteht.

Pflanzen locken Bienen mit süßem Nektar an. Beim Aufnehmen des Nektars bestäuben die Bienen die Pflanzen, was an den Pflanzen für Früchte und Samen sorgt. Mit dem aufgenommenen Nektar fliegen die Bienen in den Bienenstock zurück, wo sie ihn an die anderen Bienen weitergeben und in einem langen Prozess Honig daraus entsteht. Bienen sammeln Honig als Vorrat für den Winter. Honig hilft den Bienen zu überwintern und enthält als Hauptnahrungsmittel alle wichtigen Nährstoffe für sie – und nicht für den Menschen. Der Honig ist in Waben gelagert und reguliert die Temperatur im Bienenstock. Reden wir also über Massentierhaltung, müssen wir auch über Honig und Bienen reden. In der Imkerei großen Umfangs werden der Bienenkönigin die Flügel gestutzt. Damit ist sie an den vom Menschen bereitgestellten Bienenstock gebunden, und das Bienenvolk bleibt bei ihr. Der Honig wird in Waben aus dem Bienenstock genommen und durch raffinierten Zucker ersetzt. Das Zuckerwasser hat gravierende Folgen für die Bienen. Ihnen fehlen wichtige Nährstoffe, sie sind anfälliger für Krankheiten, sind geschwächt und sterben früher.

80 Prozent des Honigs aus dem Supermarkt ist importiert. Deutschland ist einer der größten Honigimporteure der Welt. Nur einzelne, gute und nachhaltig arbeitende Imker hierzulande produzieren Honig, indem sie noch genug davon für die Bienen übrig lassen. Wir nehmen den Bienen den Honig weg, weil er uns schmeckt. So etwas würde sich niemand von uns gefallen lassen. Es lohnt sich, auch darüber nachzudenken.

Honig sei gesund, hören wir von klein auf. Honig ist Zucker und deshalb nicht gesund. Am leichtesten fällt einem der Verzicht, wenn man sich über die oben angerissenen Fakten der Herstellung informiert. Honig ist nicht vegan, denn vegan steht für tierfreundliches Leben und nicht für Tierquälerei.

Kommen wir zum Palmöl, das in zahllosen Produkten und Lebensmitteln enthalten ist. Palmöl ist ein pflanzliches Öl und entstammt der Palmenpflanze. Es ist universell einsetzbar, sehr kostengünstig für die Industrie, wodurch es für enorme Profite sorgt, die aber wiederum auf Kosten unseres Planeten Erde gehen. Jede Stunde wird Fläche in der Größe von etwa 300 Fußballfeldern gerodet, um Platz für Palmölplantagen zu schaffen. Allerdings ist es nicht einfach, dem etwas entgegenzusetzen, indem man rigoros auf Palmöl verzichtet, da es in zahllosen Produkten enthalten ist. Dennoch: Je bewusster wir damit umgehen und je kleiner die Nachfrage danach wird, umso weniger davon wird produziert. Die Abrodung vorrangig von Wäldern wirkt sich auf den Lebensraum von Tieren und Pflanzen aus. Jedes Jahr fallen den Rodungen etwa 1000 Orang-Utans zum Opfer. Sie werden von den Arbeitern der Plantagen zu Tode geprügelt. Auch Elefanten und Tiger gehören durch die Rodungen zu den bedrohten Tierarten. Menschen leiden ebenso unter dieser Industrie. Der größte Teil des weltweit produzierten Palmöls kommt aus Indonesien. Die Plantagen zerstören ganze Dörfer und Städte, den Lebensraum von Menschen. Bei der Verbrennung der Waldbestände wird zudem viel CO_2 freigesetzt. Auf den Plantagen kommen Pestizide zum Einsatz, die in das Grundwasser gelangen und die Menschen gesundheitlichen Problemen aussetzen. Im Internet findet man Dokumentationen darüber, dass in diesen Regionen verstärkt behinderte Kinder zur Welt kommen. Die Produktion von Palmöl geht also nicht nur auf Kosten der Natur, sondern auch auf Kosten des Menschen selbst. In den Betrieben und auf den Plantagen ist Kinderarbeit an der Tagesordnung.

Mit unserem Konsum haben wir Menschen die Macht zur Veränderung. Wir entscheiden, wie die Welt von morgen aussieht.

Glyphosat als das weltweit am meisten verwendete Pestizid, also

Unkrautvernichtungsmittel, ist ebenfalls ein unvermeidliches Thema, wenn es um die eigene Einstellung zum Konsum geht. In Deutschland werden bis zu 40 Prozent der Ackerflächen mit Glyphosat behandelt. Dieses Gift tötet alles, was dort nicht wachsen soll, außer den Pflanzen, die genmanipuliert und damit immun dagegen sind. Seine Rückstände in Lebens- und Futtermitteln sind bis zu einem Jahr später noch nachweisbar. Pestizide, und darunter vor allem Glyphosat, sind schädlich für Fauna, Flora und die Bodenbeschaffenheit. Insekten und Vögel haben weniger Nahrung, was dazu führt, dass die biologische Vielfalt verschwindet. Habt ihr mal beobachtet, wie viele Insekten an der Frontscheibe kleben, wenn ihr länger auf der Autobahn fahrt? Wie viele das noch vor 20 Jahren waren?

Firmen, die Glyphosat produzieren, stellen auch das Saatgut der genmanipulierten Pflanzen her und machen die Bauern damit abhängig. Glyphosat wurde auch schon im menschlichen Körper nachgewiesen. Im Jahr 2012 wurden europaweit Stichproben[25] genommen, und bei fast der Hälfte der Menschen in 18 verschiedenen europäischen Ländern wurde Glyphosat im Urin nachgewiesen. Nicht nur bei denen, die in der Landwirtschaft arbeiten, sondern quer durch alle Berufsgruppen und Bevölkerungsschichten. Deshalb habe ich mich damals entschieden, nicht nur wegen meiner Gesundheit, sondern weil ich das alles nicht mehr unterstützen wollte, nur noch Bioprodukte zu kaufen.

Auf Grund aller hier genannten Fakten halte ich die vegane Lebensweise mit biologischer Ernährung für die einzige Alternative, die der Mensch heute noch hat, wenn er den Planeten und damit die eigene Spezies retten will. Bio wird sich gegen die »Geiz ist geil«-Mentalität durchsetzen, denn was wirklich teurer ist – und einen viel teurer als die regelmäßigen Einkäufe im Bioladen kommt –, ist, dass wir uns in frühen Jahren Krebs- und anderen medizinischen Behandlungen unterziehen müssen und viele Menschen sogar viel zu früh sterben. Beim Autokauf achten wir oft mehr auf bessere Qualität als bei unseren Lebensmitteln. Der Mensch sollte erst mal für sich und seinen Körper in puncto Ernährung Gutes tun, denn vom Kranken- oder Sterbebett aus nützt ihm das komfortabelste Auto nichts.

Konsumieren wir mehr Bio, bleibt auch unser Grundwasser sauber. Seid es euch wert, in euch, für eure Zukunft, eure Gesundheit und eure Welt auch für die nächste Generation zu investieren. Zur Anregung habe ich noch zwei Filmtipps[26] im Anhang dieses Buches für euch darüber, was manche Firmen in der Welt hinsichtlich unserer Lebensmittel anstellen, in diesem Fall geht es um die Privatisierung von Wasser. Auch beim Thema Bio möchte ich noch etwas mehr Aufklärung leisten. Früher war es normal, sich biologisch zu ernähren, weil die Produkte noch nicht in dem Maße aufbereitet und künstlich veredelt wurden wie heute, wo eine ganze Industrie davon lebt. Das Wort Bio kommt aus dem Griechischen und bedeutet »Leben«. Wir sollten dem Wort Lebensmittel als Mittel zum Leben wieder mehr Bedeutung zumessen. Greift zum Gemüse aus der Region, da die Transportwege kürzer sind. Somit kann es reifer geerntet werden und muss weniger und für kürzere Zeit gelagert werden. Je saisonaler ihr einkauft, umso höher ist die Qualität der Produkte. Mehr als sieben Millionen Tonnen Lebensmittel – also etwa 80 Kilogramm pro Kopf und Jahr – werden in Deutschland weggeworfen, in anderen Teilen der Welt hungern Menschen. Informiert euch über Garten-Kooperativen in eurer Nähe. Das sind Bio-Bauernhöfe mit sozialem Hintergrund, wo maximal 60 Sorten regionales Obst und Gemüse im Jahr angebaut werden, und zwar saisonal. Was die Saison hervorbringt, das wird geerntet und verkauft. Der Geschmack ist viel besser, alles wird ohne Pestizide produziert, und das Preis-Leistungs-Verhältnis stimmt. Wer weniger oder kein Geld zur Verfügung hat, kann mithelfen und den Gegenwert der Arbeit in Naturalien erhalten. Eine interessante Plattform ist auch die des Foodsharings. Dort wird vermittelt, wo man seine Lebensmittel abgeben kann, die man übrig hat, bevor man in den Urlaub fährt. Das ist eine Art gesunder Tauschhandel. Es muss nicht immer alles in die Tonne wandern.

Bei der Fülle an Möglichkeiten wissen manche nicht, wo sie noch einkaufen sollen, um die beste Qualität zu bekommen und keinem Schwindel aufzusitzen. Die beste Qualität bekommt man im Bioladen oder direkt vom Biobauern. Eine meiner ersten Erfahrungen war die, dass mich die Besitzerin eines Bioladens auf ein Angebot hinwies, woraufhin ich sagte, im Supermarkt bekäme ich das für die Hälfte. Sie klärte mich auf, dass Supermärkte 50 Prozent weniger Bioauflagen erfüllen müssen als sie in ihrem Laden. Das hat mich dann doch überzeugt, und ich rate jedem, es in Angriff zu nehmen und sich nach und nach auf Bio umzustellen. Am besten ernährt ihr euch erst einmal sechs Monate lang ausschließlich mit Bioprodukten und dann wieder so wie zuvor. Spürt ihr den Unterschied, dann geht ihr ganz bestimmt von selbst wieder auf Bio zurück. Man wird mal wieder richtig satt, der Geschmack ist ein ganz anderer, besserer. Bio gibt Energie und sorgt für allgemeines Wohlbefinden. Mittlerweile führen zwar alle Supermarktketten Bioprodukte im Sortiment, müssen aber wie erwähnt nur halb so viele Auflagen erfüllen wie ein Bioladen. Im Bioladen gibt es viel weniger in Plastik verpacktes Bio-Gemüse oder Bio-Obst. Bei Bio-Kartoffeln im Supermarkt kann man wie überall aus dem Barcode herauslesen, woher sie stammen. Die Preise zur normalen Kartoffel variieren, und doch kann es sich um ein und dieselbe Kartoffel handeln, wenn man Biokartoffeln im Supermarkt kauft. Billige Bio-Äpfel im Supermarkt beispielsweise haben genauso wenig Vitamin C wie ein konventioneller Apfel. Sie haben so wenig Vitamine, weil sie lange Transportwege und Lagerzeiten hinter sich haben. Am besten isst man Äpfel direkt aus dem Garten, denn die in großen Plantagen produzierten werden in knapp 50 Grad Celsius heißem Wasser in einem Waschgang – wie ein Auto – gewaschen und zum Teil auch noch gewachst, was sie länger haltbar macht. Kaufen wir einen Apfel im Winter, hat der Apfel durch alle Prozesse hindurch mehr CO_2 verursacht als ein Apfel, der in Südafrika geerntet und per Flugzeug oder Schiff und dann Lkw zu uns geliefert wird.

Für viele unvorstellbar ist es, bei rein pflanzlicher Ernährung große sportliche Leistungen zu erbringen. Ich habe einen muskulösen Körper und mir davon knapp zehn Kilogramm Muskeln mit rein veganer Ernährung aufgebaut. Es ist also möglich, wenngleich es – wie bei allen anderen genannten Beispielen – eine Umstellung für den Körper ist. Im Kapitel »Basische Ernährung und Wasser« beschreibe ich, welche Risiken säurehaltiges Milieu im Körper birgt und dass dieses Milieu durch Ernährung mit tierischen Produkten entsteht. Um das zu vermeiden, solltet ihr die Ernährung nicht von einem Extrem ins andere umstellen und dabei weiter trainieren, sondern ganz allmählich eure Mitte finden. So kann sich euer Körper auch daran gewöhnen, wenn ihr ihm Zeit gebt. Mit gutem Training und abgestimmtem Essen ist es kein Problem, bei veganer Ernährung auch Muskeln aufzubauen. Für den Energiehaushalt im Körper hat diese Ernährung mehr Vorteile. Vegane Lebensmittel enthalten in der Regel weniger Fett und dafür mehr Kohlenhydrate. Tierische Lebensmittel dagegen enthalten mehr Fett und dafür weniger Kohlenhydrate. Essen ist immer als Ganzes zu sehen. Beim Muskelaufbau ist es nicht nur wichtig, auf genügend Eiweiß zu achten, sondern auch auf essenzielle Aminosäuren. Bei einer veganen Ernährung ist es daher sinnvoll, die pflanzlichen Lebensmittel mit ihren verschiedenen Inhaltsstoffen klug miteinander zu kombinieren.

Einige Beispiele von Lebensmitteln, die alle essenziellen Aminosäuren enthalten:

Buchweizen, Quinoa, Tofu, Spirulina, Hanfsamen, Chiasamen, Hülsenfrüchte, Samen, Nüsse und Vollkorngetreide

Wir essen ja nie nur ein Lebensmittel, sondern immer eine Mischung aus mehreren. Ein Problem wäre die Umstellung nur, wenn wir einseitige Ernährung gewohnt sind.

Woher bekommen die von uns am liebsten verzehrten Tiere die Proteine für ihren Muskelaufbau? Kühe sind Pflanzenfresser. In den Pflanzen, die sie fressen, sind Aminosäuren enthalten. Im Grunde bräuchten wir nicht die Kuh und das Rind für unsere Ernährung, sondern könnten uns gleich von Pflanzen ernähren. Aminosäuren sind Bausteine für Proteine. Statt des in der Fitnessindustrie populären Whey-Protein-Pulvers können auch pflanzliche Eiweiß-Shakes genommen werden.

Pflanzliches Eiweiß ist enthalten in:

Hanfprotein, Reisprotein, Erbsenprotein, Sojaproteinpulver, Hafermehl (»Instant Oats«), Dinkelflocken, Vollkorngetreide, Amaranth, Quinoa

Soll es mal schnell gehen, lassen sich rote Linsen wunderbar zusammen mit Reis kochen, das ergibt bereits eine große Menge Eiweiß neben Eisen, Zink und B-Vitaminen.

Es gibt einige Sportler und Prominente, die höchste Leistungen bringen und sich dabei vegan ernähren:

- Patrik Baboumian, deutscher Kraftsportler aus Armenien, wurde 2011 bei den Strongman-Meisterschaften zum »Stärksten Mann Deutschlands« gekürt. Damals schaffte er es, über 550 Kilogramm im sogenannten »Yoke Walk« zu tragen.

Fußballer
- Mario Götze gab 2019 bekannt, dass er sich vegan ernähre.
- Serge Gnabry

- Benedikt Höwedes
- Timo Hildebrand
- der englische Fußballprofi Jermain Defoe
- Trainer Thomas Tuchel

Formel-1-Fahrer
- Lewis Hamilton ernährt sich seit 2017 vegan.

Tennisspielerinnen und -spieler:
- Novak Djoković
- Serena Williams
- Venus Williams

Boxer:
- Mike Tyson
- David Haye
- Ünsal Arik

Schauspieler:
- Ralf Moeller
- Brad Pitt
- Johnny Depp
- Ben Stiller

- Ex-Präsident Bill Clinton ist Veganer.
- Comedian Kaya Yanar
- Beachvolleyballer Max Betzien
- Leichtathletik-Legende Carl Lewis
- Ultramarathonläufer Scott Jurek
- Bodybuilder und »Mr Universe« Barny du Plessis
- Snowboarderin Hannah Teter

und viele mehr.

Mich überzeugen diese Beispiele schon deshalb, weil es sich durchweg um Menschen handelt, die permanent in Form sein und funktionieren müssen und die in dem, was sie tun, erfolgreich sind. Das alles sind keine Zufälle, sondern zeigen die Möglichkeit, sich komplett ohne tierische Produkte zu ernähren und dabei Höchstleistungen zu erbringen. Probiere es aus und sammle Erfahrungen, mit denen dir deine Gesundheit und Energie so lange wie möglich erhalten bleiben.

Deine 21 Tage Energie-Challenge

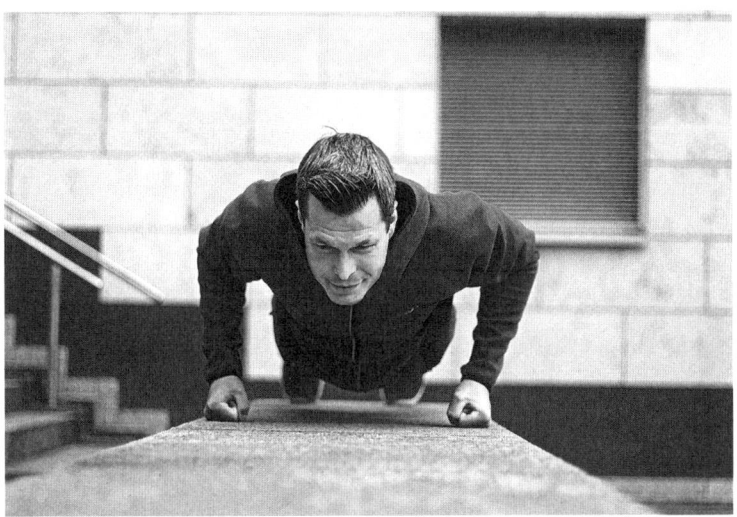

Was ich dir bisher in meinem Buch theoretisch vermittelt habe, möchte ich dir nun für die Praxis nahelegen. Wenn du mir bis hierhin gefolgt bist, dann lohnt es sich, die Herausforderung anzugehen: Die 21 Tage Energie-Challenge, mit der ich dir zu mehr als »nur« Gesundheit verhelfen möchte: In erster Linie erreichst du mit diesem Programm, deine Lebensenergie zu erhöhen. Um diese aber auch nachhaltig aufrechtzuerhalten, bringst du mit diesem Programm deinen Körper, deinen Geist und deine Seele miteinander in Einklang. Nimm dir die Zeit, denn es geht buchstäblich um dein Leben. Stell dir für die kommenden 21 Tage die Aufgabe, dein Leben positiv zu verändern.

Die 21 Tage Energie-Challenge ersetzt nicht den Gang zum Arzt oder Therapeuten. Sie ist ein zusätzliches Mittel, dich in deiner ganz individuellen gesundheitlichen, psychischen, beruflichen und persönlichen Situation und für kommende Herausforderungen zu stärken.

Ich selbst habe alle Übungen jahrelang praktiziert und damit durchweg positive Erfahrungen gemacht. Sei es dir wert, habe den Geist des Abenteurers und probiere etwas Neues aus in deinem Leben! Fokussiere deine Gedanken auf die Absicht, deine Energie zu erhöhen, um in deinem Alltag leistungsfähiger zu sein. Denke daran, dass du Energie investierst, um mehr davon zurückzubekommen. So funktioniert das Energieprinzip.

Schreibe mir, wenn du magst, nach den 21 Tagen dein Feedback. Berichte mir, wie es dir geht, was sich in der Zeit für dich entwickelt hat, welche Erfahrungen du hast sammeln dürfen. Du kannst auch Fotos von dir (davor und danach) machen und sie mir gern senden. Meine Kontaktdaten findest du am Ende dieses Buches.

Die Challenge

1. Vom Aussterben des Jammerlappens

Für die 21 Tage der Challenge legst du dir ein Armband zu, welches du leicht vom zum Beispiel rechten zum linken Arm wechseln kannst. Es handelt sich bei der ersten Übung für die 21 Tage um eine beschwerdefreie und jammerfreie Zeit für dich. Versuche 21 Tage lang in deinem Geiste frei von Urteil, Kritik, Nörgelei und Klagen auszukommen. Es geht darum, dies alles nicht auszusprechen und auch nicht zu denken. Gedanken zu haben ist völlig in Ordnung, aber trag sie nicht nach außen. Sollten diese Gedanken in dir hochkommen, dann wandle sie um in Dankbarkeit und Freude. Denke an etwas Schönes. Solltest du dich dabei erwischen, Klagendes ausgesprochen zu haben, dann wechsle das Band auf deinen anderen Arm und beginne am nächsten Tag wieder bei Tag 1.

Hier ist deine absolute Ehrlichkeit zu dir selbst erforderlich. Es geht um dich, um dein Leben und um deine Energieerhöhung. Es geht bei der Übung darum, dass wir unseren Geist auf positive Gedanken ausrichten, damit das Leben leichter wird. Denn unsere Worte, die wir zum Ausdruck bringen, zeigen uns, was wir denken. Das eine hängt mit dem anderen zusammen.

Diese Übung bringst du täglich in die folgenden anderen mit ein. Da ich noch keinen Menschen getroffen habe, der es sofort geschafft hat, gib dir bitte Zeit. Für diese Übung wirst du wahrscheinlich länger als 21 Tage brauchen. Du kannst dich entscheiden, ob du sie nach den 21 Tagen mit den anderen Übungen weitermachen möchtest oder ob du sie einzeln nutzt.

2. Vom Leben ohne Tierleid

In den kommenden 21 Tagen ernährst du dich möglichst frei von tierischen Produkten und dabei vorrangig biologisch.

Alles, außer süßem Obst, zählt als Zucker, daher bleibe zuckerfrei und nutze die genannten Ersatzprodukte.

Bleibe frei von Alkohol, Zigaretten (inklusive E-Zigaretten), Kaffee, Fast Food und Essen aus der Mikrowelle. Als Kaffee-Ersatz trinke grünes Matcha-Teepulver.

Es sind nur drei Wochen! Gönne deinem Körper diese Atempause.

Trinke nur stilles – am besten gefiltertes – Wasser.

Vermeide Gluten und nutze stattdessen die genannten Ersatzstoffe.

Lebe ein Mal pro Woche (24 Stunden) ohne Handy, Computer, TV, Internet, Radio, Zeitung. Versuche an dem Tag mehr Zeit mit Dingen zu verbringen, die dir Energie schenken: Meditation, Tagebuchschreiben, eine Wanderung in der Natur, Familie, Kochen. Beobachte, was der Tag mit dir macht und welche Gedanken du am Ende dieses Tages hast.

Nimm ein Mal pro Woche (zwei Stunden) ein Basenbad mit vier

Esslöffeln Basenpulver, das du im Biomarkt, im Drogeriemarkt oder online findest. Dein Körper entsäuert, damit entziehst du Krankheitserregern das saure Milieu. Die Entsäuerung beginnt erst nach einer Stunde, eine kürzere Badezeit ist also kontraproduktiv. Statt eines Wannenbades kannst du auch zwei Mal pro Woche (jeweils anderthalb bis zwei Stunden) ein Fußbad mit zwei Esslöffeln Basenpulver nehmen.

Beginne jeden Tag der 21-Tage-Challenge wie folgt:

- Aufstehen und 1 EL Kokosöl auf nüchternen Magen für 15 Minuten durch die Zähne ziehen, dann in ein Taschentuch spucken (Ölziehen gegen Toxine und Bakterien).
- danach 0,2 l stilles Wasser trinken
- 0,2 cl Magnesiumchlorid (Schnapsglas) trinken. Das hast du vorher angerührt wie folgt: Auf 1 l stilles Wasser in einer Glasflasche kommen 33 g Magnesiumchlorid oder auf 0,5 l stilles Wasser 16,5 g. Der Geschmack ist bitter und gewöhnungsbedürftig.
- Zähneputzen und Zungenreiniger verwenden und dann die Nase richtig frei machen, sodass ihr für die folgenden Übungen gleich richtig durchatmen könnt.
- Stille Meditation. Beginne mit fünf Minuten, steigere dich jeden Tag um eine Minute, bis du 30 Minuten geschafft hast. Du kannst auf dem Stuhl sitzend oder im Bett liegend meditieren. Achte auf Ruhe um dich herum. Lass dich nicht ablenken. Atme bewusst. Konzentriere dich auf dein Herz. Lasse Gedanken kommen, identifiziere dich nicht mit ihnen, sondern konzentriere dich weiter, bis du in deinen Flow kommst.
- Auf die stille Meditation folgt die geführte Meditation »Vereinigtes Herzchakra«. Die Meditation reinigt alle deine Körper, und du wirst dich danach sehr wohlfühlen.
- Bleib nach dem Meditieren im Bett liegen und führe für fünf Minuten eine Bauchatmung durch: Du atmest über deine Nase

ein und drückst dabei deinen Bauch nach außen. Beim Ausatmen ziehst du deinen Bauch nach innen. Du kannst dabei die Hände auf den Bauch legen, dann fällt dir die Übung leichter.

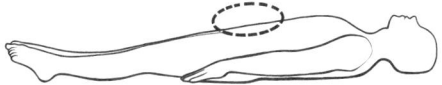

- Trinke jetzt ein Glas stilles Wasser. Generell gilt: 2 Liter stilles, möglichst gefiltertes Wasser täglich.
  Nun folgt dein Frühstück: 1 Liter (für den Anfang genügt ½ Liter, den Rest verteilst du über den Tag) grüner Smoothie. Bei den Zutaten musst du auf Bioqualität achten. Von Mai bis Oktober eignen sich Wildkräuter, denn diese bringen dir die meiste Kraft. Im Winter kannst du Mangold, Feldsalat, Rucola, Spinat, Grünkohl usw. verwenden. Achte dabei unbedingt auf Abwechslung. Ein Smoothie muss gut durchgemixt und flüssig sein, kein Pudding. Ihr könnt euch auch einen fertigen Smoothie aus dem Bioladen kaufen, wenn ihr es mal nicht schafft.

Ein Smoothie-Rezept:

50 g Blattgrün (wie oben genannt), ca 400 ml Wasser, 2 Bananen, 1 Apfel, 1 EL Leinsamen oder Chiasamen, und wenn du nicht ohne Kaffee am Morgen auskommst, nimm zusätzlich einen halben Teelöffel grünes Matcha-Tee-Pulver dazu. Mixe den Smoothie am besten erst kurz vor dem Verzehr, weil dann alle Vitamine erhalten sind. Sollte es nicht anders gehen, dann mixe ihn dir am Abend zuvor und stelle ihn in einem geschlossenen Glasgefäß in den Kühlschrank. Konsistenz und Süße kannst du variieren, lass deiner Kreativität freien Lauf.

- Beim Verzehr von Smoothies und anderen Vitamindrinks über den Tag verteilt ist zu beachten, dass immer mindestens 45 Minuten zwischen zwei Getränken liegen. Dann kann sie dein Körper besser verdauen, und die Wirkung ist optimal.
- Schreibe nun in drei Sätzen auf, wofür du dankbar bist und worauf du dich gerade freust. Das Gleiche tust du abends vor dem Einschlafen.
- <u>Die Fünf Tibeter:</u> Versuche, diese fünf verschiedenen Übungen (auf einer Yogamatte) in deine Morgenroutine einzubauen und sie dabei möglichst nicht zu schnell und nicht zu langsam auszuführen. So entstehen in dir eine Dynamik und ein Flow. Sieh die Übung nicht als Sport an, sondern als deine Energiegewinnung und Reinigung für den Tag. Gib dir Zeit. Nach ein paar Tagen beherrschst du sie ohne Anleitung.

Tibeter Nr. 1

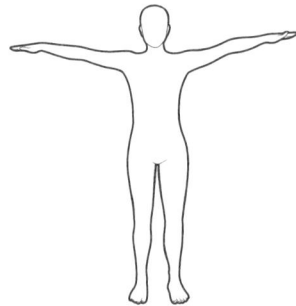

Stelle dich hüftbreit in aufrechte Position, die Füße parallel. Breite deine Arme wie ein Adler aus und drehe dich fünf Mal nach rechts im Kreis. Während der fünften Umdrehung bringst du deine Handflächen zusammen, deine Ellenbogen sind dabei nach außen gekehrt, und du blickst auf deine Daumen (ähnlich wie bei einem Gebet), damit dir nicht schwindlig wird.

Tibeter Nr. 2

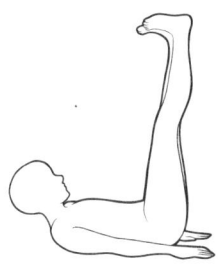

Lege dich flach auf den Boden. Beine hüftbreit auseinander ausstrecken, die Füße im rechten Winkel zum Bein aufstellen, die Arme mit den Handflächen auf dem Boden ablegen. Einatmen – und dabei gleichzeitig Kopf und Beine anheben bis zum rechten Winkel. Ausatmen – und dabei gleichzeitig Kopf und Beine senken. Die Schultern möglichst auf der Matte lassen. Hier arbeiten nur Kopf, Nacken und Beine. Fünf Mal wiederholen.

Tibeter Nr. 3

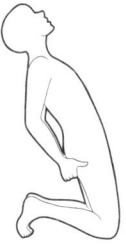

Knie dich hüftbreit auf deine Matte, stelle deine Zehenspitzen auf und bringe deinen Oberkörper in eine gerade Position. Die Arme hängen hier parallel zum Körper. Bei deiner nächsten Ausatmung dein Kinn zum Brustbein senken und den Nacken dehnen, und mit der Einatmung dehnst du deinen Oberkörper leicht nach hinten (dabei deine Hände am unteren Gesäßbereich abstützen). Mit der Ausatmung kommst du wieder nach vorne. Wiederhole dies fünf Mal.

Tibeter Nr. 4

Begib dich in den Langsitz, die Beine hüftbreit geöffnet. Die Zehen zeigen in Richtung der Brust, der Oberkörper ist aufrecht, die Arme zeigen mit den Handflächen nach unten und sind neben den Hüften abgestützt.

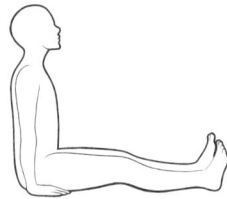

Ausatmen – dabei Kinn zur Brust führen. Mit der nächsten Einatmung Becken in eine waagerechte Position wie ein Tisch heben.

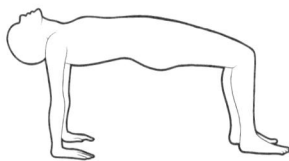

Mit der Ausatmung kommst du wieder in die Ausgangsstellung. Fünf Mal wiederholen.

Tibeter Nr. 5

Bringe dich in die Bauchlage, stelle deine Zehen auf, deine Stirn schwebt über der Matte, die Arme sind angewinkelt und parallel zur Brust und mit den Handflächen nach unten abgestützt.

Ausatmen – dabei in die Kobra-Stellung bringen, Schultern weg von den Ohren, Arme durchstrecken.

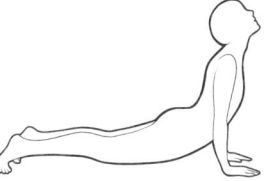

Einatmen – dabei Gesäß nach oben.

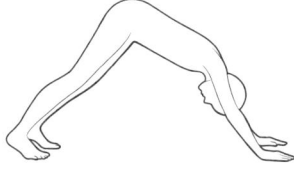

Ausatmen – dabei zurück in die Kobra-Stellung gehen. Fünf Mal wiederholen.

Bei allen Übungen der Tibeter ist es wichtig, in die Dehnung zu gehen.

- Im Anschluss an die Fünf Tibeter einen möglichst flotten Spaziergang (etwa 20 Minuten) in der Natur. Auch in einer Stadt gibt es Parks und Anlagen. Nimm alles um dich herum so bewusst wahr wie möglich, egal, wie grau der Tag am Morgen noch aussieht. Versuche den Augenblick zu genießen und freu dich an dem Guten, das du bereits für dich getan hast. Wenn es dir liegt, dann nutze die Zeit zum Joggen.
- Hast du – beispielsweise am Wochenende oder im Urlaub – etwas mehr Zeit, kannst du in die Morgenroutine auch noch andere Yogaübungen oder ein leichtes Krafttraining einbauen.

Grundlegend ist, dass du für all die Schritte sowohl am Morgen als auch am Abend täglich die gleiche Reihenfolge einhältst.

- Zusätzlich über den Tag verteilt nimmst du folgende Einheiten zu dir:
  6 g MSM/Organischen Schwefel mit 0,3 l Wasser gemischt
  45 Minuten danach 0,2 l Kombucha mit Grüntee (nicht pasteurisiert, Rohkost und aus Biotee gebraut)
  Zum Mittag gilt die Reihenfolge:
  1. Obst
  2. Salat
  3. dein Essen nach Wahl (möglichst vegan).

- Mache ein Mal täglich einem Menschen – gern auch einem fremden Menschen – ein Kompliment. Beobachte dabei, was es bei dir und demjenigen bewirkt. Es können Kleinigkeiten sein, nimm es leicht. Zum Beispiel: »Du siehst gut aus heute« oder »Dein Pullover ist aber schön« oder einfach »Schön, dass du da bist«.

- Die letzte Mahlzeit des Tages um 18 Uhr. Hier eignet sich eine Suppe, da sie gut verdaulich ist, was dich später ruhig schlafen lässt.

- Schreibe nun wieder in drei Sätzen auf, wofür du heute dankbar warst und worauf du dich gerade freust. Egal, wie dein Tag war, es gibt immer etwas Positives zu reflektieren.

- Zum Einschlafen empfehle ich wieder die geführte Meditation »Vereinigtes Herzchakra«. Schläfst du ein, ist das ein Zeichen von Entspannung und dafür, dass dein Körper Erholung braucht.

- Aus dem Schlafzimmer solltest du Computer und Handy verbannen, ebenso statt eines Funk- oder Radioweckers einen normalen Wecker nutzen. Versuche, jeden Tag um 22 Uhr zu schlafen, damit du den Schlaf vor Mitternacht nutzt, der der gesündeste ist. Zwei Stunden vor dem Schlafen kein Handy oder Computer mehr nutzen, um zur Ruhe zu kommen. Versuche acht Stunden durchzuschlafen.

Denke daran, dass das Leben immer Herausforderungen bietet, mit denen du wachsen darfst. Es geht bei der Challenge nur um dich und den maximalen Erfolg für dich und deine wertvolle Lebenszeit. In diesem Sinne wünsche ich dir aus tiefem Herzen viel Erfolg, Freude und Spaß bei deiner Challenge. Ich freue mich sehr auf dein Ergebnis für dich.

Ich danke dir.

Dein Robert

Feedbacks zu meiner Arbeit

»Von dir kann man so viel lernen. Ich bin dankbar für das, was du tust und dass du uns daran teilhaben lässt.«

»Ein 0815-Coaching nach der Devise ›Wenn du an dich glaubst, kannst du Berge versetzen‹ gibt es hier jedenfalls NICHT. Es gibt Tiefgründigkeit, Energie, Leidenschaft, Wahrhaftigkeit, Lebensfreude und vieles mehr!«

»Einige Stunden vor dem ersten Gespräch mit Robert zeigte mir mein Körper mit heftigen Kopfschmerzen, dass etwas im Busch war. Je näher das Gespräch rückte, wurden diese erst stärker und dann besser, und nachher war ich wach, ruhend, gelassen … Es passiert mehr als nur auf der körperlichen Ebene. Robert versteht es, einen zu Erkenntnissen und näher zu sich selbst zu führen, er gibt Hilfestellungen, befähigt einen selbst. Er schenkt einem viel mehr als nur einen Glauben an sich. Danke!!«

»Robert Löchelt ist für mich der Experte, wenn es um ganzheitliche Energie und Gesundheit geht. Er hat es aus dem Rollstuhl zurück ins Leben geschafft und ist ein wundervolles Beispiel dafür, dass unmöglich Geglaubtes möglich werden kann. Wenn wir auf uns achten und an uns selbst glauben. Danke, dass ich so viel von dir lernen durfte. Ich freue mich auf alles, was noch kommt.«

»Authentisch, sympathisch und sehr informativ. Robert nimmt einen mit auf eine kulinarische und informative Expedition in die vegane Welt. Für alle Sinne bereichernd, eine Wohltat für die Gesellschaft und ein Wohlgenuss für den Geist.«

»Ich bin immer wieder inspiriert, wenn ich bei Robert seine Köstlichkeiten probieren darf. Mehr als lecker und jedes Mal eine neue

Geschmackserfahrung, die mich neugieriger darauf macht, meine Essgewohnheiten auf diese gesunde Ernährung umzustellen.«

»Ich hatte eine Woche lang einen Rheumaschub und konnte kaum laufen. Durch dein Video bei YouTube habe ich sofort meine Ernährung und Gedanken umgestellt, Basenbäder genommen, mir Moringa-Kapseln und Birkensaft besorgt. Mir leuchtet ein, dass mein Körper wohl übersäuert ist. Die Schmerzen sind nun fast weg. Ich bleibe jetzt natürlich dran und wollte mich ganz herzlich bei dir für alle Tipps bedanken! Wirklich, DANKE von Herzen, es hat mir geholfen, was du mir empfohlen hast!«

»Das Katharsis-Seminar am Wochenende im Zentrum ›Neue Erde‹ war übrigens megagut. Eines der besten Dinge meines Lebens. Und du hast recht, das was da abgeht, kann man nicht wirklich in Worte fassen. Ich bin dir so unendlich dankbar für diesen Tipp. Danke danke danke, lieber Robert!«

»Ich bin so berührt und beeindruckt vom Robert Löchelt. Lieber Robert, vielen herzlichen Dank für deinen Erfahrungsbericht, Tipps und Energie, die du ausstrahlst, Wahnsinn.«

»Kann ich nur empfehlen. Sehr sympathisch und positive Ausstrahlung. Danke für die tollen Ratschläge. Toll, dass du deinen großen Erfahrungsschatz teilst und damit anderen Menschen hilfst. Weiter so.«

»Robert ist nicht nur Energie- und Gesundheitsexperte, sondern eine neue inspirierende Stimme der modernen Spiritualität. Er ist ein wundervolles Beispiel dafür, dass Wunder möglich sind, wenn wir an uns selbst glauben und unsere Energie erhöhen. Robert hat mir gezeigt, wie ich mein inneres Strahlen jeden Tag ein Stück heller leuchten lassen kann. Indem ich bewusster auf mich selbst und meinen Körper achte, ihn mit hochwertigen Soulfoods versorge und stärkende Routinen entwickle. Ich bin dankbar, Robert als Freund und Mentor an meiner Seite zu haben. Robert ist ein Begleiter für meine Reise zu mehr Energie und Bewusstsein. Danke dir.«

Danksagung

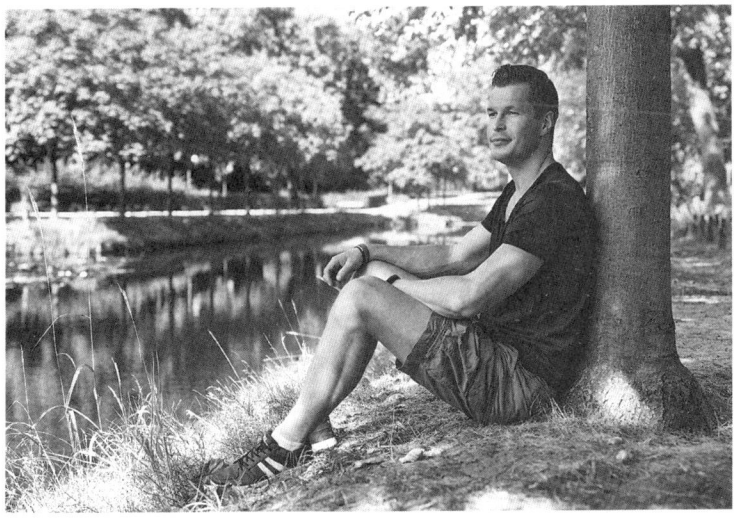

In erster Linie möchte ich mich bei allem, was ist, bedanken. Beim Universum und allem, was darin enthalten ist. Es ist das tägliche Leben, das ich in voller Dankbarkeit fühle.

Danke an meine mehr als bedingungslos liebenden Eltern. Ohne eure Unterstützung seit meinem ersten Lebensmoment nach der Geburt hätte ich es bis hierhin nicht ansatzweise geschafft. Ihr habt euer halbes Leben für mich geopfert und unendlich Liebe, Energie und vieles mehr investiert, damit ich gesund werde. Ihr habt mich immer so genommen, wie ich bin, und habt mir damit gezeigt, dass es sich letztendlich lohnt, alles zu geben.

Danke sehr auch an meinen geliebten großen, 14 Jahre älteren Bruder. Du bist für mich eine sehr starke Seele und Bereicherung.

Ein Vorbild durch und durch, da du viel für dich geschafft hast und niemals aufgibst. Du hast mich in allen meinen Veränderungen voll und ganz unterstützt. Du warst für mich als Kind fast wie ein Vater und immer ein großartiger Freund. In schweren Zeiten, die ich hatte, hast du mir unendlich viel Hoffnung gegeben. Ich bin immer für dich da.

Jetzt kommt der Dank an meine hundertprozentige Seelenverwandte Manja. Die größte Liebe, die ich jemals fühlen und erleben durfte. Danke, dass es dich gibt. Worte reichen nicht für das, was du für mich in schweren Zeiten getan hast, und vor allem, wie stark du in jedem Augenblick, in dem wir uns begegnen, an mich glaubst und geglaubt hast. Dank dir verspüre ich, was es bedeutet, alles und jeden Menschen wertzuschätzen und zu geben.

Ich bedanke mich weiterhin bei allen tollen Menschen und Freunden, mit denen ich meine Jugend und Kindheit verbringen durfte. Wir haben alles miteinander geteilt, und es war mir eine Ehre, diese wundervolle und verrückte Lebenszeit mit euch zu verbringen.

Der nächste wichtige Dank gilt meinem ersten Heiler, Mentor, späteren Freund Andreas Ziegler. Du hast mir damals das Leben gerettet, und seitdem ist mein Leben erst in die richtigen Bahnen gekommen.

Des Weiteren kann ich nur unendlichen Dank ans Seminarzentrum »Neue Erde« im Harz aussprechen, da ich fünf mehr als wertvolle Lebensjahre bei euch dienen und mit euch teilen durfte. Ihr habt mich alles gelehrt, was ich für Körper, Geist und Seele wissen muss. Mehr geht nicht. Es fehlen mir die Worte dafür, dass ihr mich einfach mit dem Abenteuer zusammen aufgenommen habt.

Dich, liebe Astrid Benne, durfte ich im Seminarzentrum kennenlernen. Du bist für mich das Medium mit den reinsten und ehrlichsten Channelingfähigkeiten und Kontakt zum Universum. Du hast mir gefühlt tausendfach und öfter in diesem Leben alles gerettet. Danke dir für alles.

Danke von tiefstem Herzen an Allegria und den Ullstein-Verlag, vor allem Patricia Holland-Moritz, dass ich diese Chance von euch bekommen habe, meine Lebenserfahrungen und Geschichte in der Welt zu verbreiten. Dank an euer ganzes Team, denn ohne euch wäre dies für mich nicht umzusetzen gewesen.

Ich möchte mich bei dir, lieber Jens Wolf Garling, für das herzliche Vorwort unter uns spirituellen Kollegen bedanken. Denn das ist nicht selbstverständlich für mich. Du bist ein großartiger Astro-TV-Moderator, Lehrer und hast der Welt und den Menschen schon so viel gegeben. Danke für deine Worte und deinen Dienst. Danke, dass es dich gibt und dass wir eine wahre Männerfreundschaft haben.

Andreas Baum danke ich voller Demut für seinen Einsatz als Freund – und auch als Fotograf für die tollen Bilder meiner Social-Media-Arbeit. Diese hätte ohne dich lange nicht die Qualität, die sie hat.

Zu guter Letzt danke ich dir, liebe Leserin, lieber Leser, dass du mir deine wertvolle Lebenszeit schenkst und dieses Buch gelesen hast. Danke, dass ich dich damit ein Stück auf deinem Weg begleiten durfte. Auch wenn wir uns nicht persönlich kennen, haben wir uns hiermit verbunden, und das ist ein tolles Gefühl. Ich wünsche mir für dich, dass du es für dich schaffst, ein langes, gesundes, energievolles und vor allem glückliches Leben zu leben. Das Leben generell und dein Leben haben immer etwas Schönes mit dir vor. Glaube daran.

Vita

Robert Löchelt, geb. 1986 in Rüdersdorf bei Berlin, musste sich bereits in frühester Jugend wegen eines schweren Starts ins Leben bei seiner Geburt mit dem Thema Gesundheit befassen. Er ist seit 2009 ein Experte auf dem Gebiet der Lebensenergie, Spiritualität und Gesundheit. Sein in der Praxis erlebtes Motto ist: vom Rollstuhl zurück ins Leben. Robert hat sich von unheilbaren chronischen Krankheiten befreit und gibt sein Wissen als Life Coach und Mentor für Körper, Geist und Seele an andere weiter.

Jens Wolf Garling (Verfasser des Vorworts) moderiert und meditiert. Beides mit Leidenschaft und aus vollem Herzen. Während er sich in seiner Talksendung »Leichter Leben« auf AstroTV vor allem mit spirituellen Themen beschäftigt, sorgen seine zahlreichen Sport-Event-Moderationen, wie beim »Fanclub Nationalmannschaft« für den DFB, für reichlich Erdung. Seine tägliche Meditationspraxis hat er sich vor zwei Jahren während seines 40tägigen Aufenthalts auf dem biblischen »Berg der Versuchung« in Jericho angeeignet. Dieser Aufenthalt war in vielerlei Hinsicht lebensverändernd. Seitdem gibt er seine Erfahrungen, sein Wissen und seine Herzensenergie in kostenlosen Meditationen auf seinen Social Media Kanälen weiter.

Zertifikate und Ausbildungen Robert Löchelt

Lehrer der neuen Energie 2 Stufen im Seminarzentrum »Neue Erde« erfolgreich absolviert 6. 11. 2009–4.2010

Ausbildung erfolgreich abgeschlossen in Trance Healing und Higher Self Healing bei Bahar Yilmaz 24. 9. 2017

Sekundärliteratur

- Rein, Jan. *Das Pups-Tabu. Was wirklich gegen Blähungen hilft.* Heyne 2017
- Campobasso, Andreas. *Stopp! Die Umkehr des Alterungsprozesses.* Goldmann 2008
- Neumann, Halima. *Lebenselixiere. Heilkraft aus dem Schoß der Erde.* Allmit 2009
- Mohr, Bärbel. *Bestellungen beim Universum. Ein Handbuch zur Wunscherfüllung.* Silberschnur 2016

Kontakt Robert Löchelt

Instagram: robert_loechelt
Facebook: Robert Löchelt Spirit
YouTube: Robert Löchelt
E-Mail: hello@robertloechelt.com

Anmerkungen

1 Verfasser vermutlich Reinhold Niebuhr, US-am. Theologe
2 Der Begriff bezeichnet im Hinduismus Leben, Lebenskraft und Lebensenergie.
3 Der Begriff bezeichnet im Hinduismus, Buddhismus und Jainismus die Folge jeder Tat, die Wirkungen von Handlungen und Gedanken in jeder Hinsicht, insbesondere die Rückwirkungen auf den Akteur selbst. Tue ich Gutes, wirkt sich das auf mein eigenes Leben aus, genauso, wenn ich Schlechtes tue.
4 Ayurveda-Lehrbuch – Charaka-Samhita-Kompendium
5 Meditations-CD »Vereinigtes Herzchakra« vom Seminarzentrum »Neue Erde«, https://www.seminarzentrum-neue-erde.de/unserecds.html
6 Meditations-CD »Goldenes Licht« vom Seminarzentrum »Neue Erde«, https://www.seminarzentrum-neue-erde.de/unserecds.html
7 Ausgewählte Literatur:
   - Maja Lunde »Die Geschichte des Wassers«, Roman, 2019
   - Markus Eisl, Gerald Mansberger, Paul Schreilechner »Wasser – Entdeckung des Blauen Planeten«, 2014
   - Dr. Gerald H. Pollack »Wasser – viel mehr als H_2O. Bahnbrechende Entdeckung: Das bisher unbekannte Potenzial unseres Lebenselements«, 2014
   - Frauke Bagusche »Das blaue Wunder – Warum das Meer leuchtet, Fische singen und unsere Beziehung zum Meer so besonders ist – Erstaunliche Einblicke in eine geheimnisvolle Welt«, 2019
8 Bücher von Masaru Emoto:
   - »Die Botschaft des Wassers – Sensationelle Bilder von gefrorenen Wasserkristallen«, 2010
   - »Die Antwort des Wassers«, 2010

- »Liebe und Dankbarkeit: Der universelle Lebenscode. Wasser – lebendiger Botschafter«, 2010
- »Wasserkristalle – Was das Wasser zu sagen hat«, 2006
- »Die Heilkraft des Wassers«, mit Jürgen Fliege, 2010
- »Wasser und die Kraft des Gebets«, 2010

9 Bücher von Victoria Boutenko:
- »Grüne Smoothies«, 2010
- »Green for Life: Grüne Smoothies nach der Boutenko-Methode«, 2009
- »Die Vitalrohvolution: 12 Schritte zu lebendiger Nahrung«, 2010
- »Rohkost und mehr: Wie Omega-3 Ihr Wohlbefinden steigert«, 2013
- »Detox mit Grünen Smoothies – Die 7-Tage-Entgiftungskur«, 2015
- »Grüne Heiler: Grünes Blattgemüse & Wildkräuter stärken das Herz, senken den Blutzuckerspiegel und fördern die Sehkraft«, 2017
- »Der grüne Zaubertrank«, 2013

10 Bei Betain, welches auch unter der Bezeichnung Trimethylglycin bekannt ist, handelt es sich um eine Aminosäure, die in unterschiedlichen Nahrungsmitteln wie Rüben, Spinat und Quinoa natürlich vorkommt.

11 OPC bedeutet Oligomere ProCyanidine. Diese gehören zu einer Gruppe von sehr wirksamen sekundären Pflanzenstoffen. OPC gehört zu den Flavanolen, die in fast jeder Pflanze enthalten sind. Sie treten besonders gehäuft in der Rinde von Bäumen, in Früchten (vor allem in den Schalen und Häuten) sowie in den Blättern von Bäumen und Sträuchern auf.

12 Ein Gefäß zum Transport und zur Aufbewahrung von Flüssigkeiten, vorrangig in Ländern, wo die Quellen und damit der Zugang zu Wasser weit von den Siedlungen entfernt ist.

13 Die Übung findest du im abschließenden Kapitel unter »Die Challenge«.

14 Omega-3-Fettsäuren wirken entzündungshemmend, gehören zu den mehrfach ungesättigten Fettsäuren. Im Gegensatz zu den gesättigten Fettsäuren kann der Körper diese Fettsäuren nicht selbst herstellen. Sie müssen daher von außen – also über die Nahrung – zugeführt werden.

Da Omega-3-Fettsäuren lebensnotwendig für unseren Organismus sind, werden sie auch als essenzielle Fettsäuren bezeichnet.

15 Omega-6-Fettsäuren wirken entzündungsfördernd, sind lebensnotwendig und müssen über die Nahrung aufgenommen werden. Sie sind wichtig für die Regulation der Energieproduktion (Teil des Stoffwechsels), Knochen, Haut und Haargesundheit.

16 Docosahexaensäure

17 Eicosapentaensäure

18 Um zu bestimmen, wie viel EPA und DHA wirklich im Blut ankommen, wurde ein spezieller Bluttest entwickelt. Er nutzt aus, dass Fettsäuren sich an roten Blutkörperchen anlagern und dort messen lassen. Ein sogenannter Omega-3-Index von 8 bis 11 Prozent gilt als optimal. Die Bestimmung dieses Laborwertes ist allerdings keine Routine und wird von den Krankenkassen nicht bezahlt.

19 Statistik abrufbar unter https://de.statista.com/

20 »What the Health« ist ein Dokumentarfilm aus dem Jahr 2017, produziert von Kip Andersen und Keegan Kuhn, den Machern von Cowspiracy. Während Cowspiracy die Auswirkungen der Produktion tierischer Lebensmittel behandelt, beschäftigt sich »What the Health« mit den gesundheitlichen Folgen der tierproduktreichen Ernährung und deren Einfluss auf chronische Krankheiten wie Herz-Kreislauf Erkrankungen, Krebs oder Diabetes (Wikipedia).

21 Earthlings (deutsch »Erdlinge«) ist eine Dokumentation, produziert von Shaun Monson, der auch das Drehbuch schrieb und Regie führte. Co-produziert wurde Earthlings durch Persia White. Der Sprecher des Films ist Hollywood-Schauspieler und Tierrechtsverfechter Joaquin Phoenix. Ein großer Teil des Soundtracks stammt von Moby. Am 12. August 2015 wurde die Fortsetzung Unity veröffentlicht (Wikipedia).

22 »Cowspiracy: The Sustainability Secret« ist ein Dokumentarfilm aus dem Jahr 2014, produziert von Kip Andersen und Keegan Kuhn (»What the Health«). Der Film behandelt den Einfluss der Viehwirtschaft auf die Umwelt. Kernaussage des Filmes ist, dass die weltweite Fleisch- und Fischindustrie einen weit größeren Einfluss auf Klima und Umwelt schädigende Treibhausgase habe als sämtliche anderen Abgasemissionen zusammengenommen. Der Film beschäftigt sich

mit der Frage, warum diese Hypothese kaum oder gar keine Beachtung bei führenden Umweltorganisationen findet. Die Standpunkte von Umweltorganisationen zu diesem Thema werden explizit beleuchtet, darunter Greenpeace, Sierra Club, Surfrider Foundation und Rainforest Action Network (Wikipedia).

23 Da weltweit immer mehr Fleisch gegessen wird, müssen immer mehr Tiere gefüttert werden. Soja eignet sich gut als Futtermittel, weil es sehr viel Eiweiß und Energie enthält. Um für die riesigen Soja-Felder Platz zu schaffen, wird die Artenvielfalt des Amazonasgebiets zerstört. In Brasilien baut man schon lange Soja an, aber inzwischen breiten sich die Flächen immer weiter aus. (Statistiken dazu unter abenteuer-regenwald.de)

24 unter anderem nachzulesen bei Albert-Schweitzer-Stiftung: https://albert-schweitzer-stiftung.de/

25 Studie nachzulesen in DAZ – Deutsche Apothekerzeitung: deutsche-apotheker-zeitung.de/

26 »Bottled Life – Nestlés Geschäfte mit dem Wasser« ist ein Dokumentarfilm aus dem Jahr 2012 von Urs Schnell. / »Abgefüllt« (Originaltitel: »Tapped«) ist ein Dokumentarfilm aus dem Jahr 2009 von Stephanie Soechtig und Jason Lindsey.